糖尿病三师共管
临床手册

主　编 杨叔禹

副主编 闫　冰　赵能江

编　委（按姓氏笔画排序）

马思思（北京中医药大学东直门医院厦门医院）

闫　冰（厦门大学附属第一医院）

李　津（厦门大学附属第一医院）

李　博（厦门大学附属第一医院）

杨叔禹（厦门大学附属第一医院）

张智海（厦门大学附属第一医院）

周　艺（北京中医药大学东直门医院厦门医院）

赵能江（厦门大学附属第一医院）

胡　欣（厦门大学附属第一医院）

贾丽燕（厦门大学附属第一医院）

蔡妙娜（厦门大学附属第一医院）

人民卫生出版社

·北　京·

图书在版编目（CIP）数据

糖尿病三师共管临床手册 / 杨叔禹主编. —北京：
人民卫生出版社，2023.10
ISBN 978-7-117-35390-8

Ⅰ. ①糖…　Ⅱ. ①杨…　Ⅲ. ①糖尿病－诊疗－手册
Ⅳ. ① R587.1-62

中国国家版本馆 CIP 数据核字（2023）第 188196 号

人卫智网	www.ipmph.com	医学教育、学术、考试、健康， 购书智慧智能综合服务平台
人卫官网	www.pmph.com	人卫官方资讯发布平台

糖尿病三师共管临床手册
Tangniaobing Sanshi Gongguan Linchuang Shouce

主　　编：杨叔禹
出版发行：人民卫生出版社（中继线 010-59780011）
地　　址：北京市朝阳区潘家园南里 19 号
邮　　编：100021
E - mail：pmph @ pmph.com
购书热线：010-59787592　010-59787584　010-65264830
印　　刷：北京顶佳世纪印刷有限公司
经　　销：新华书店
开　　本：710×1000　1/16　印张：10
字　　数：174 千字
版　　次：2023 年 10 月第 1 版
印　　次：2023 年 11 月第 1 次印刷
标准书号：ISBN 978-7-117-35390-8
定　　价：49.00 元

打击盗版举报电话：010-59787491　E-mail：WQ @ pmph.com
质量问题联系电话：010-59787234　E-mail：zhiliang @ pmph.com
数字融合服务电话：4001118166　E-mail：zengzhi @ pmph.com

主编简介

杨叔禹

医学博士,主任医师,教授,博士研究生导师

厦门大学附属第一医院名誉院长

厦门大学中西医结合中心主任

国家基层糖尿病防治管理办公室副主任

中华中医药学会糖尿病分会主任委员

中华中医药学会基层糖尿病防治专家指导委员会主任

全国老中医药专家学术经验继承工作指导老师

指导专家

王　旭　南京中医药大学
王秀阁　长春中医药大学附属医院
方朝晖　安徽中医药大学第一附属医院
石　岩　辽宁中医药大学附属医院
田国庆　北京协和医院
代春美　锦州医科大学
仝小林　中国中医科学院广安门医院
冯兴中　清华大学中西医结合医院
宁　光　上海交通大学医学院附属瑞金医院
朴春丽　广州中医药大学深圳医院
朱大龙　南京大学医学院附属鼓楼医院
刘　超　南京中医药大学附属中西医结合医院
刘礼斌　福建医科大学附属协和医院
刘建平　北京中医药大学
刘铜华　北京中医药大学
孙子林　东南大学附属中大医院
李小英　复旦大学附属中山医院
李光伟　中日友好医院
李灿东　福建中医药大学
李惠林　深圳市中医院
杨立勇　福建医科大学附属第一医院
肖新华　北京协和医院
吴以岭　河北以岭医院

吴深涛　天津中医药大学第一附属医院

余江毅　南京中医药大学附属医院

陆　灏　上海中医药大学附属曙光医院

陈　刚　福建省立医院

陈莉明　天津医科大学代谢病医院

范冠杰　广东省中医院

周智广　中南大学湘雅二医院

庞国明　开封市中医院

赵进喜　北京中医药大学东直门医院

段俊国　成都中医大银海眼科医院

贾伟平　上海交通大学医学院附属第六人民医院

钱秋海　山东中医药大学附属医院

倪　青　中国中医科学院广安门医院

徐向进　中国人民解放军联勤保障部队第九〇〇医院

翁建平　中国科学技术大学附属第一医院

高怀林　河北以岭医院

郭立新　北京医院

温伟波　云南省中医医院

谢春光　成都中医药大学附属医院

讨论专家

（按姓氏笔画排序）

王　斌　天津中医药大学第一附属医院
王世东　北京中医药大学东直门医院
王永发　福建中医药大学附属晋江中医院
王丽英　厦门大学附属第一医院
王桂妙　安溪县中医院
王舜钦　北京中医药大学东直门医院厦门医院
方朝晖　安徽中医药大学第一附属医院
石秀林　厦门大学附属第一医院
卢　洋　临夏回族自治州中医医院
叶艺东　南安市中医院
冯尤健　厦门市第五医院
朴春丽　广州中医药大学深圳医院
刘　桠　成都中医药大学附属医院
刘长勤　厦门大学附属第一医院
刘素嫒　厦门大学附属第一医院
许景函　厦门健康医疗大数据有限公司
李学军　厦门大学附属第一医院
吴学敏　广州中医药大学深圳医院
张凤岭　厦门市第五医院
陈　宁　复旦大学附属中山医院厦门医院
陈　秋　成都中医药大学附属医院
陈庆福　厦门大学附属第一医院
陈学勤　厦门大学附属第一医院

陈淑娇　福建省第三人民医院

林明珠　厦门大学附属第一医院

周希乔　南京中医药大学附属医院

胡天赤　北京中医药大学东直门医院厦门医院

费爱华　安徽中医药大学第二附属医院

钱　锐　云南省中医医院

徐小萍　南京中医药大学附属医院

高天舒　辽宁中医药大学附属医院

黄　菲　苏州市中医医院

黄延芹　山东中医药大学附属医院

粘为东　南安市中医院

衡先培　福建中医药大学附属人民医院

宁光序

糖尿病已成为全球重大公共卫生问题之一。目前,我国糖尿病患病率及患病人数仍然高居全球首位,糖尿病的防治管理面临着严峻挑战。尽管国内外指南推荐了若干糖尿病管理模式,但如何建立符合中国国情、具有中国特色的糖尿病管理模式,仍是一个亟待破解的难题。

2016 年,我们开始在全国范围内建设推广国家标准化代谢性疾病管理中心(MMC),围绕"一个中心,一站式服务,一个标准"的核心思想,将先进的诊疗技术与物联网管理相结合,实现线上线下、院内院外全病程管理。

杨叔禹教授数十年来一直致力于糖尿病的防治工作。作为中华中医药学会糖尿病分会主任委员,杨叔禹教授团结全国糖尿病中西医专家,共同努力,在《中国 2 型糖尿病防治指南(2020 年版)》《国家基层糖尿病防治管理指南(2022)》两部指南中新增了中医药治疗糖尿病的内容。杨叔禹教授还牵头制定了《国家糖尿病基层中医防治管理指南(2022)》。这些工作,对推动中医药融入糖尿病防治体系,具有里程碑式的意义。

中医药学作为我国独有的医疗资源,应当引起我们的重视并努力发掘。杨叔禹教授倡导发挥中医药的特色,通过缓解糖尿病相关症状,提高患者的生活质量。自 2012 年,杨叔禹教授在厦门探索由内分泌糖尿病专科医师、中医师 / 全科医师、健康管理师组成的"三师共管"团队,把传统医学有机地融入中国糖尿病管理体系中,创立了中西医协同、基层联动的新型诊疗模式。随着"三师共管"在全国各地逐步开展,糖尿病患者得到了全方位的照护,生命质量及就医体验改善,基层糖尿病防治能力得到提高,"三师共管"的管理成效逐渐显现。

"三师共管"诊疗模式强调不仅关注患者的代谢指标,还应重视患者的生命质量。希望"三师共管"诊疗模式为中国糖尿病防治事业探索出新的路径!

中国工程院院士　　宁光

上海交通大学医学院附属瑞金医院

2023 年 9 月 11 日

仝小林序

糖尿病是遗传因素和环境因素长期共同作用所导致的慢性、全身性及代谢性疾病。近年来,随着我国经济的发展,人民物质生活水平的提高,糖尿病的患病率逐年上升,严重危害居民健康,是我国当前面临的重要公共卫生问题。2 型糖尿病不单是慢性代谢疾病,也是生活方式病。糖尿病不单需要治,更需要防和管。

中西医协同是我国的重要卫生方针。在防治糖尿病方面,中西医各有所长。西医擅长控制血糖指标,对糖尿病的诊断精确,降糖疗效迅速。中医擅长宏观调控,将患者作为整体,注重对患者"偏态"和症状的调整。加强糖尿病的中西医协同,促进传统医学和现代医学有机融合,构建具有中国特色的糖尿病防治新模式和方案迫在眉睫。"态靶辨治"是我多年探索所提出的中西医融合新模式。基于此,我们充分吸收现代医学对糖尿病的认识,构建了糖尿病"郁 - 热 - 虚 - 损"四期分证的中医诊疗新模式,显著提高了中医对各期糖尿病的临床疗效。

杨叔禹教授长期深耕糖尿病临床一线,在糖尿病的防治和管理上也有诸多成果。2012 年开始,杨叔禹教授在厦门推出"糖尿病三师共管"诊疗模式,并在分级诊疗改革中取得良好效果。近年来,又强调中西医协同,形成了"专科医师 + 中医师 + 健康管理师"的糖尿病三师团队诊疗模式。经过 10 余年的打磨,"糖尿病三师共管"逐渐发展壮大,其成果被《国家基层糖尿病防治管理指南(2022)》《国家糖尿病基层中医防治指南(2022)》《中国 2 型糖尿病防治指南(2020 年版)》等推荐,并向全国大力推广,目前已在全国 18 个省市建立

"糖尿病三师共管"门诊试点,为促进中西医协同防治,提高基层糖尿病医疗服务能力发挥了重大作用。

《糖尿病三师共管临床手册》凝聚了杨叔禹团队多年的心血和经验,既可作为三师共管模式的重要执行手册,也可作为中西医医师、健康管理人员及其他广大医务人员学习糖尿病诊疗管理模式的参考读本。本书的出版,将进一步助力推广三师共管诊疗模式,探索糖尿病防控的中国特色方案。

中国科学院院士
国家中西医结合医学中心主任

2023 年 9 月 12 日

贾伟平序

　　近年来,糖尿病患病率呈井喷式增长。目前,我国糖尿病患者总人数约1.298亿,而糖尿病前期人群数量超2亿。因此,做好糖尿病及其并发症的早期预防与规范诊疗,对糖尿病的防治管理尤为重要。面对糖尿病造成的健康威胁,"关口前移""健康优先""主动健康"是抗击糖尿病更为合理和经济的重大策略。我们应持续开展技术创新和集成,创新和发展"医防融合""医管融合"的协同管理体系,推动糖尿病防控的全人群、全方位、全生命周期管理,践行面向人民生命健康的国家战略。

　　近些年,我国在糖尿病诊疗模式上做了大量的探索,创新了不少值得借鉴的成功范例。2007年,我们在上海首创了"医院-社区糖尿病一体化"管理模式,将三级医院的糖尿病专科资源转变为可推广的适宜技术,下沉到社区,实现社区首诊、双向转诊、急慢分治的无缝衔接。这套糖尿病管理模式在国际上被称为糖尿病防控的"上海模式"。

　　杨叔禹教授几十年来孜孜不倦地致力于糖尿病防治诊疗模式的摸索与思考,为实现防治并发症与优化生命质量的重要目标,进行了"中国式解决方案"的探索与实践。杨叔禹教授创立的糖尿病"三师共管"诊疗模式被誉为糖尿病防控的"厦门模式"。"三师共管"诊疗模式由内分泌糖尿病专科医师、中医师(全科医师)和健康管理师组成诊疗团队,凸显了"中西协同,上下联动"的诊疗优势,不仅重视糖尿病患者的代谢指标,而且关注患者的生命质量。"三师共管"诊疗模式立足中国糖尿病防治现状,发挥中医药整体观、个性化及重视生命质量等方面的优势,提倡"未病先防,既病防变"的糖尿病防治理念。作为中华中医药学会基层糖尿病防治专家指导委员会的主任,杨叔禹教授主持了《国家基层糖尿病防治管理指南(2022)》中"糖尿病的中医药防治"章节的制定,而且还牵头组织制定了《国家糖尿病基层中医防治管理指南(2022)》。

"三师共管"诊疗模式兼具多学科团队式管理、一站式服务的特点,衷心期待"三师共管"诊疗模式推广工作日臻完善,更上一层楼!

中国工程院院士

上海交通大学医学院附属第六人民医院　　贾伟平

2023 年 9 月 12 日

李小英序

　　糖尿病管理是糖尿病防治的重要一环。目前,传统的管理模式难以满足患者的需求。近年来,糖尿病领域的同道们在不断探索糖尿病管理的模式,厦门的"三师共管"模式应运而生。

　　杨叔禹教授是"三师共管"模式的创立者。我和杨叔禹教授相识多年,他是一位令人尊重的中医糖尿病专家。记得,他在担任厦门大学附属第一医院院长和厦门市卫生医疗工作主要负责人期间,提出、设计并推动"三师共管"糖尿病管理模式的实施,即糖尿病专科医师、社区全科医师和健康管理师共同全程管理糖尿病患者。"三师共管"模式在厦门取得显著成效,糖尿病患者血糖、血脂和血压的控制率显著提高,该研究成果在国际顶级期刊《内科学年鉴》上发表。"三师共管"模式不断完善,进一步发挥了"中西协同、上下联动"的诊疗特点,显著提升了糖尿病患者的就医满意度,促进了基层医师的糖尿病防治能力。"三师共管"不仅关注患者疾病状态,更重视患者生命质量,从而达到"心身并治,两标并重"的目标。

　　国家对糖尿病防治工作一直十分重视,希望"三师共管"模式在全国范围内逐步推广并不断完善,迎来我国糖尿病防治工作的新局面!

中华医学会糖尿病学分会副主任委员

复旦大学附属中山医院　　李小英

2023 年 9 月 19 日

前　言

与糖尿病打交道快 40 年了,这些年亲身经历了糖尿病防治事业的发展与变化。

现代医学迅猛发展,医疗技术日新月异。记得 20 世纪 80 年代初,我刚刚毕业,那时候糖尿病临床检测手段只有血糖、尿糖,降糖药物也只有优降糖(格列本脲)、苯乙双胍寥寥几种。而如今,我们的检测手段丰富多样,降糖药物种类众多。

医疗技术如此强大,但是糖尿病患者的生命质量提高了吗? 糖尿病的患病率和并发症的发生率降下来了吗?

每当我们置身于一场场学术大会时,一定会被那硕果纷呈所感动。但当我们又回到临床上,面对患者时,却常常有着很多的困扰和无奈!

一些患者,离开了医院和医师,得不到持续的照护和监测,犹如“断了线的风筝”。而当患者在某一天又来到你的诊室时,他已经发生了各种并发症,甚至积重难医。

一些患者,每天要服用十几种药物,有降血糖的、降血压的、调血脂的,还有治疗胃肠病的、治疗失眠的、治疗便秘的、治疗肢体麻木的……患者辗转于不同专科,分而治之,失去整体的关照。

一些患者,血糖虽然得到控制,但仍然有很多合并症和心身不适,严重影响着他们的生命质量。

一些患者,血糖波动或居高不下,同时又出现一些严重的症状,这些症状与高血糖互为影响,恶性循环。

……

是啊！难题多多！但是糖尿病的防治策略在不断更新和进步。我们已逐渐意识到，单纯追求血糖达标并不是临床工作的全部。血糖、糖化血红蛋白等指标只是疾病的"冰山一角"，患者的生命质量、并发症的发生率更是我们应当关注的。重视疾病固然重要，但更应重视患病的人，所谓"以患者为中心"，其真谛就是以人为中心，而不是以指标为中心。我们也更清楚地意识到，糖尿病是一种复杂、复合的心身疾病，绝非内分泌糖尿病专科医师单打独斗就可以获胜的，必须多学科多专业的紧密合作。

我们虽然常常把"以患者为中心""以人为本"挂在嘴边，写在墙上，但在实际工作中，我们真正做到了吗？

金风致爽。2020年10月，我们在厦门大学附属第一医院南普陀分院（南普陀中医院）开启了"糖尿病三师共管门诊"的探索之旅。

什么是三师？是指内分泌糖尿病专科医师、中医师和健康管理师。

什么是"三师共管"？就是由三师组成一个多专业、多学科参加的团队，围绕着患者，提供线上线下、院内院外持续的诊疗、照护服务。

三师如何分工？内分泌糖尿病专科医师负责确立疾病诊断，制订专科诊疗方案；中医师负责改善症状，调理体质；健康管理师作为患者的"保姆"、医师的助手、医患之间的桥梁，负责全程照护，包括营养、运动、心理指导、健康教育，并利用互联网技术，通过手机与患者建立联系。

"三师共管"诊疗模式对患者有什么好处？三师团队从血糖等指标的控制，到常见症状的缓解，再到心理、营养、运动的指导，从线下的门诊、会诊，到社区居家时的线上照护，围绕着患者，形成一个立体的、全过程的、全覆盖的照护。

"三师共管"诊疗模式有哪些优势？中医与西医协同互补；线上与线下联系紧密；专科与全科一站式解决；指标控制与生命质量同步改善。

患者的感受是：中西协同一起看，指标症状都要管，提升基层上下联，线上线下不间断。

"三师共管"诊疗模式并非无本之木，无源之水，而是怀胎十月，应运而生；

其吸收了国内外先进的糖尿病管理模式的优点,结合我们长期实践,逐步形成的。

"三师共管"门诊与分级诊疗改革的厦门经验——慢病先行、三师共管模式是一脉相承的。

"三师共管"模式是厦门市在医疗体制改革中创造的一种有效的急慢分治、上下转诊、分流患者的分级诊疗办法;曾经被国务院医改办和卫生部作为一个典型向全国推广,曾经作为经验在全球城市改变糖尿病大会上介绍。

回首厦门糖尿病防治工作历程,曲曲折折,沟沟坎坎,一路前行。多少人为之奋斗,多少人为之奉献。1996年年底,我从东北来到厦门,在厦门国际中医培训交流中心办起了第一个"糖友俱乐部",利用周末假日到各个社区开展健康教育。1998年,厦门市中西医结合糖尿病研究所在厦门第一门诊部成立。2000年,厦门市中医院设立了第一个以糖尿病命名的专科"内分泌糖尿病科及病区"。厦门市第一医院很早就在赵景馨老师的带领下,开展与社区的协作,是医院社区共管糖尿病的初始阶段。2005年,我到厦门市第一医院工作,在医院支持下重点加强内分泌糖尿病学科和糖尿病研究所的建设,并将内分泌科与糖尿病科整合,在上海市卫生局和瑞金医院的支持下,柔性引进我国著名内分泌专家李小英教授担任主任。2012年,我们学习借鉴国内外先进做法,结合国家医疗改革分级诊疗的要求,总结厦门的防治经验,启动三师共管糖尿病、高血压的探索之路;利用手机通信技术,建立"糖友网""高友网"。在全市各社区医疗服务中心建立糖尿病基层辅助决策支持系统。到了2015年,我们又与家庭医师签约制度相结合,完善强化"三师共管"的模式和做法。"三师共管厦门模式"在分级诊疗、慢病管理改革中,发挥了较好作用,在全国崭露头角。厦门大医院与社区医疗中心的门诊量的比例发生了变化。大量慢性病患者回到社区就诊,接受日常管理,同时又得到大医院的延伸服务。

糖尿病防治思想与策略不断更新,优化生命质量、预防并发症成为防治主要目标,已形成共识。中医药应该在糖尿病防治中发挥更大作用。

为了进一步满足糖尿病患者"看好病"的需求,我们在原有的基础上,创建了这一新型的以中西医协同为特征的、以患者为中心的、以人为本的"三师共管"门诊。

　　《国家基层糖尿病防治管理指南（2022）》中强调：鼓励中医师与全科、专科医师、健康管理师等开展团队共管。《国家糖尿病基层中医防治管理指南（2022）》明确推荐了厦门糖尿病"三师共管"诊疗模式。我们应当在临床实践中不断探索，持续改进，进一步完善糖尿病"三师共管"诊疗模式，造福更多的糖尿病患者。

杨叔禹

2023 年 9 月 10 日

目　录

"三师共管"模式在分级诊疗改革中的创新与实践

　　从事糖尿病防治工作的人们都有这样的体会,糖尿病的治疗关键在"管"。国内外糖尿病相关指南都强调"以患者为中心"的管理理念,但落实这一理念需要一个有效的诊疗模式。杨叔禹及其团队在多年糖尿病临床诊疗实践中,围绕着这一理念,创立了糖尿病"三师共管"诊疗模式。

　　2006 年,杨叔禹及其团队在厦门大学附属第一医院开始探索与周边社区卫生服务中心"结对子",协作管理糖尿病患者,建立了"医院社区一体化管理"模式。2012 年,在国家分级诊疗的背景下,杨叔禹及其团队在总结"医院社区一体化管理"模式的基础上,首次提出"三师共管"概念,即通过三师(大医院内分泌糖尿病专科医师、基层全科医师 / 中医师和健康管理师)对糖尿病患者进行上下联动管理,引导糖尿病患者在大医院进行诊断和确定治疗方案后,回到社区进行日常管理与服务。经过不断摸索,逐步形成了具有厦门特色的"三师共管"分级诊疗模式,引导糖尿病等慢性病患者有序就诊。近年来,杨叔禹及其团队在糖尿病诊疗过程中发现,糖尿病患者常伴有睡眠、胃肠、情志等方面症状,这些症状既不利于血糖控制,又影响患者身心健康,降低患者生命质量。因此,杨叔禹及其团队以"如何改善症状、提高生命质量"为切入点,充分发挥中西医协同的多学科团队优势,在厦门大学附属第一医院、厦门市中医院等医疗机构中探索组建以内分泌糖尿病专科医师、中医师、健康管理师为核心的三师团队,开设糖尿病"三师共管"示范门诊,进一步丰富了符合中国国情的糖尿病管理模式。

在深化医疗体制改革,实现分级诊疗的背景下,杨叔禹及其团队以糖尿病等慢性病为突破口,从"大医院舍得放、基层医疗机构接得住、群众愿意去"三个环节入手,探索出以大医院内分泌糖尿病专科医师、基层全科医师/中医师和健康管理师"三师共管"的创新服务模式,引导患者有序就医,初步构建了群众欢迎、患者满意的分级诊疗体系。"三师共管"分级诊疗模式在实践中不断完善,并于2014年年底受到国家卫生主管部门的肯定和推广。

"三师"指的是大医院专科医师、基层全科医师/中医师和健康管理师。内分泌糖尿病专科医师主要负责明确诊断疾病,制订个体化治疗方案,定期下社区巡诊;全科医师/中医师主要负责配合落实专科治疗方案,及时掌握病情和处理问题,与内分泌糖尿病专科医师互通,预约专家门诊,指导健康管理师;健康管理师主要协助"两师"联系患者,负责日常随访,强化个体化健康教育、生活方式干预。"三师共管"将大医院与基层医疗卫生机构、专科与全科、疾病的防治与康复紧密地结合,充分发挥各自优势,履行各自职责,实现在内分泌糖尿病专科医师的指导下,全科医师/中医师、健康管理师共同为患者提供全方位、多角度、全程的诊疗服务。

"三师共管"模式的实质,是在医院和社区之间建立有效协作机制,实现上下联动。为落实国家"基层首诊、双向转诊、急慢分治、上下联动"的要求,结合厦门市慢性病患者比重大的特点,在全市推出"分级诊疗、慢病先行、三师共管"模式,实现医院和社区有机衔接,预防和治疗融通,让糖尿病等慢性病患者的诊断与治疗在大医院,日常管理与服务在社区。"三师共管"分级诊疗模式取得了明显的成效。

第一,初步构建了厦门特色的分级诊疗制度。2021年厦门全市基层医疗机构门诊量为1858.9万人次,比2012年增长96.3%,基本实现"慢病在社区"。该模式由厦门市辐射推广到贵州、新疆等地,为建立和完善我国分级诊疗制度提供了借鉴。

第二,提升了基层糖尿病等慢性病管理能力。以"三师共管"为核心,在厦门市的多个社区和医院启动一系列项目和开展培训。比如,2014年,厦门市莲前社区启动"糖友网"项目。2015年,在厦门市开展"师带徒"、医师社区培训;以"慢病先行、三师共管"为核心,建立"三师共管"慢性病信息管理平台;莲前社区启动"高友网"项目,初步实现患者精细化、个体化管理;开元社区启动家庭医师签约项目,由全科医师、健康管理师和中医师组成团队,以居民健康为中心、以家庭为单位,开展个性化医疗保健服务。

第三,2017 年,杨叔禹受邀代表厦门市在"全球城市改变糖尿病大会"上介绍糖尿病"三师共管"的经验。

今后,糖尿病"三师共管"诊疗模式将继续在全国各地推广,在探索及实践过程中不断完善,打造具有中国特色的糖尿病管理模式!

第一章

糖尿病"三师共管"门诊

近年来,糖尿病治疗理念已发生重大转变,治疗目标由单纯控制血糖等理化指标转变为"两标并重",即预防相关并发症和提高生命质量;为实现这一目标,相关指南强调糖尿病的管理应以患者为中心,尊重患者的个人感受、需求和价值观。

中医学在改善患者症状、提高生命质量方面有着独特优势。《国家基层糖尿病防治管理指南(2022)》指出:"积极支持和鼓励中医药融入糖尿病综合防治体系,发挥整体观、辨证论治优势,结合体质辨识等,综合运用药物和非药物等多种方法开展综合防治。""鼓励中医师与全科、专科医师、健康管理师等开展团队共管。"在此背景下,杨叔禹及其团队探索创立了中西医协同、多学科、一站式、持续性的新型糖尿病诊疗模式。

一、"三师共管"示范门诊概念

糖尿病"三师共管"门诊服务基于由内分泌糖尿病专科医师、中医师和健康管理师共同管理的新型团队管理模式,充分发挥了中西协同、优势互补的诊疗特色,针对糖尿病前期、糖尿病及相关并发症和其他代谢疾病开展个性化、持续性的诊疗服务(图 1-1)。

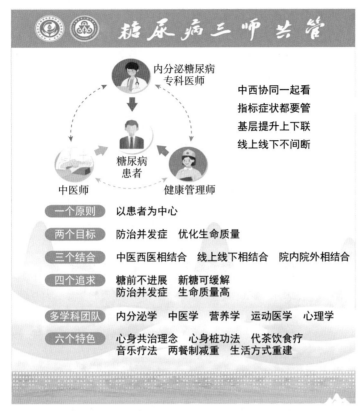

图 1-1　糖尿病"三师共管"门诊服务团队构成和目标

二、"三师共管"应用对象

（1）糖尿病前期
（2）2 型糖尿病
（3）2 型糖尿病并发症
（4）2 型糖尿病合并症

三、"三师共管"基本配置

（一）人员配置和能力要求

1. 人员配置　"三师共管"团队应至少具备内分泌糖尿病专科医师、中医师及健康管理师角色的医护人员。健康管理师应具备营养、心理、运动康复等方面的专业知识。医护人员均须完成国家或地方组织的参照国家和行业基层指南进行的相关培训并取得合格证书。此外,鼓励综合性医院及基层医疗机构积极纳入中西医结合医师或"西学中"专科医师参与"三师共管",以兼备内分泌糖尿病专科医师及中医师的作用(表 1-1)。

表 1-1 三师共管团队的组成、资质要求

医疗机构	三师团队组成	资质要求
综合性医院	内分泌糖尿病专科医师	中级及以上职称
	中医师	中级及以上职称
	健康管理师	糖尿病专科护士或营养师
中医院	内分泌糖尿病科中医师	中级及以上职称
	健康管理师	糖尿病专科护士或营养师
基层医疗机构	全科医师	初级及以上职称
	健康管理师	糖尿病专科培训的护士、营养师或公共卫生医师

2. 人员技能要求 内分泌糖尿病专科医师、内分泌糖尿病专科中医师及全科医师应进行糖尿病预防、诊治及管理能力的专科培训,完成糖尿病理论教育及专科进修学习。经考核合格,应具备以下能力:

(1)识别糖尿病高危人群,主动进行糖尿病筛查。

(2)在机构内完成糖尿病确诊,对确诊患者进行初步分型诊断;在基层医疗机构无法明确糖尿病类型者,应及时联系上级医院指导确诊。

(3)规范筛查糖尿病并发症与评估心血管疾病危险因素。

(4)制订合理的个性化降糖药物治疗方案,规范患者的血糖监测和长期随访,并根据治疗目标和并发症及心血管疾病危险因素调整治疗方案。

(5)糖尿病急慢性并发症(如糖尿病酮症酸中毒、高血糖高渗状态)的识别、处理与及时转诊。

(6)及时发现和处理低血糖。

中医师应进行中医理论与操作技能方面的系统培训。经考核合格,应具备以下能力:

(1)掌握糖尿病、糖尿病并发症及糖尿病常见临床症状的辨证论治与理法

方药。

（2）掌握针刺法、推拿疗法、外治疗法、药膳食疗法、传统功法等糖尿病相关中医适宜技术的规范操作。

健康管理师应进行营养、心理及运动康复方面的系统培训。经考核合格，应具备以下能力：

（1）评估患者自我管理技能和营养状况，制订个体化的糖尿病教育计划和随访建议。

（2）确立个体化的糖尿病控制目标。

（3）糖尿病急慢性并发症的识别。

（4）设定合理的医学营养治疗目标及计划。

（5）制订糖尿病运动计划。

（6）糖尿病相关心理压力的疏导。

（7）指导口服药物、胰岛素治疗及规范的胰岛素注射技术。

（8）血糖监测的随访与处理。

（二）设备配置

1. 基础设备　便携式血糖仪、糖化血红蛋白检测仪、血清生化分析仪、血细胞分析仪、尿常规分析仪、粪常规分析仪、尿微量白蛋白分析仪［以测定尿微量白蛋白与尿肌酐比值（ACR）为宜］、血压计、身高体重计、腰臀围测量软尺。

2. 并发症筛查设备　128Hz 音叉、10g 尼龙单丝、血酮仪、检眼镜（俗称眼底镜）或免散瞳眼底照相机、视力表、神经传导速度检测仪、彩超或动脉硬化检测仪（PWV/ABI）、心电图机。

3. 中医设备　脉枕、针具（体针、电针等）、耳穴压豆所用物品、穴位贴敷贴、穴位注射用注射器、刮痧板、火罐、气罐、中药药枕、中药热罨包、足浴桶、治疗床等中医适宜技术设备，以及中医四诊信息采集系统。

4. 办公用物　电脑、工作手机、移动 wifi、笔、桌牌、流程单等。

5. 健康教育工具　标准餐具、糖块、健康教育单页（如食谱、热量换算表及推荐运动量表）、低血糖信息卡片、血糖自我监测记录单、食物模型等。易拉宝、三折页、视频、海报等宣传教育资料。

（三）场地配置

"三师共管"诊室应设置在相对安静、舒适的区域，可根据科室规模、人员数量及临床实际情况确定诊室面积(图1-2);诊室要求统一标识为"糖尿病三师共管门诊",配备诊桌、电脑、网络端口,设置足够的电源及接口。建议为健康管理师提供相对独立的工作空间,方便为患者进行个性化的健康教育。

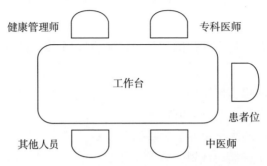

图1-2 "三师共管"糖尿病门诊推荐模式图

(四)互联网配置

采用互联网等信息化手段,引入辅助决策诊疗支持系统等智能技术,实现基层医疗机构诊疗的标准化与规范化。借助信息化手段,健康管理师可通过健康管理应用程序(APP),运用无线血糖测试仪、可穿戴设备及图片传输等,实时了解患者血糖,获得饮食运动的相关信息,实现对患者的远程、不间断持续管理。

四、门诊设置与人员组成

针对各类型医疗机构,"三师共管"门诊的设置、诊室场地的设立及人员构成,应采取相应的标准。

(一)综合性医院

"三师共管"门诊应由内分泌糖尿病科与中医科协商设置。门诊诊室建议设置在内分泌糖尿病科门诊、中医科门诊或专家(特需)门诊等其他门诊,组成以内分泌糖尿病专科医师、中医师、健康管理师为主的三师团队。鼓励内分泌糖尿病科"西学中"专科医师或中西医结合医师积极参与"三师共管"门诊,以期兼备内分泌糖尿病专科医师和中医师的作用。健康管理师可由内分泌糖尿病科的糖尿病专科护士、经糖尿病专科培训的中医科护士或营养师担任。

（二）中医院 / 中西医结合医院

"三师共管"门诊应由内分泌糖尿病科或内科设置。门诊诊室应设置在内分泌糖尿病科门诊或内科门诊,组成以内分泌糖尿病科中医师及健康管理师为主的三师团队。健康管理师可由内分泌糖尿病科的糖尿病专科护士或经糖尿病专科培训的营养师担任。

（三）社区卫生服务中心 / 乡镇卫生院

"三师共管"门诊应由社区卫生服务中心或乡镇卫生院内科设置,门诊诊室应设置在内科门诊,组成以全科医师或全科中医师及健康管理师为主的三师团队。建议基层医疗机构选派全科医师或全科中医师在指导单位内进行规定时间的糖尿病专科培训,选派健康管理师在指导单位内进行规定时间的健康管理培训,按照指导单位输出的临床决策支持系统(CDSS)辅助"三师共管"门诊工作。对于缺乏健康管理师的基层医疗机构,可选择线上糖尿病健康管理平台,由上级医院健康管理师进行指导。

五、参与医疗机构的资质和功能

所有参与"三师共管"诊疗模式的医疗机构,包括各级别综合性医院、中医院、中西医结合医院、专科医院、基层社区卫生服务中心及乡镇卫生院等,均属于实施单位。根据医院等级功能定位,初步形成了以省级区域医疗中心或省级中医区域医疗中心为指导单位,以市级区域医疗中心或市级中医区域医疗中心为示范单位,以一级医院和社区医院为骨干参与的推广方法(表1-2)。通过建立糖尿病"三师共管"门诊,开展糖尿病中西医协同诊疗。

表 1-2　"三师共管"各单位资质与功能

单位级别	资质	功能
指导单位	省级区域医疗中心　或 省级中医区域医疗中心	远程工作指导 "三师共管"专题培训 "三师共管"示范
示范单位	市级区域医疗中心　或 市级中医区域医疗中心	远程工作指导 "三师共管"示范

六、"三师共管"的诊疗流程

(一)线下就诊流程

糖尿病"三师共管"门诊。

1. 患者预约。门诊护士于 5 ～ 7 天前致电预约患者并通知其家属；提前 1 ～ 2 天致电提醒患者携带相关检查资料，并嘱家属协助患者，告知家属可一同参加。

2. 前台挂号分诊，现场登记患者基本信息。核查患者资料，测量患者身高、体重及生命体征，协助患者填写相关评估量表。

3. 内分泌糖尿病专科医师、中医师和健康管理师分别询问患者糖尿病相关病史内容。

4. 专科医师针对患者情况进行必要的体格检查、化验检查，向患者解读检查报告，根据患者的意愿及个体情况提出具体药物治疗方案。

5. 中医师诊察患者的舌象及脉象，根据患者的体质及症状进行辨识，针对患者的意愿及个人情况拟定中药内服、中药外治、功法锻炼、食疗药膳、代茶饮等中医药治疗方案。

6. 三师团队以患者为中心，综合评估患者病情，与患者沟通，共同协商讨论治疗方案，制定明确的临床决策，指导患者实施临床决策及告知相关注意事项。

7. 健康管理师根据糖尿病患者的意愿及生活习惯进行饮食、运动及血糖监测等糖尿病管理知识的健康宣教，指导患者使用线上随访工具（注意线上随访工具的危急值提醒）。

8. 收费结算，健康管理师进行复诊预约。

(二)线上管理流程

"三师共管"远程日常管理。

在日常管理中，"三师共管"团队通过信息化线上管理软件实现对糖尿病患者的持续管理。三师共管团队利用物联网技术，将血糖仪与线上管理软件进行双向连接，实时记录血糖信息。健康管理师通过线上管理软件，对患者院内的检验、检查、病历、用药等信息和院外的自我血糖监测、饮食控制、运动情况等信息,进行实时采集记录与汇总;及时关注患者的血糖情况,解读糖尿病相关理化指标,同时对患者的饮食及运动情况予以点评指导。此外,健康管理师应将临床症状的改善情况告知中医师,中医师及时与患者沟通交流,给予相应处理,或建议转诊专科。若患者出现血糖危急值或需要调整降糖药物等情况时,健康管理师应立即上报专科医师,专科医师及时与患者沟通交流,给予相应处理,或建议立即就诊(图 1-3)。

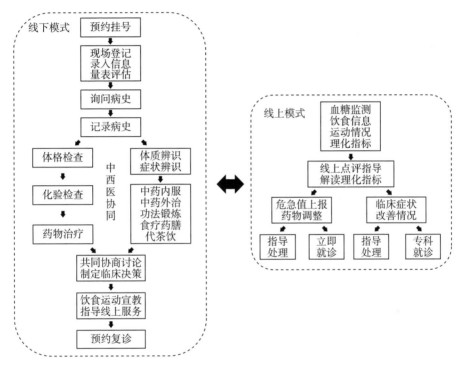

图 1-3 "三师共管"糖尿病诊疗模式流程图

七、"三师共管"诊疗模式的主要特点

糖尿病"三师共管"诊疗模式的主要做法可概括为:中西协同一起看,指标症状都要管。提升基层上下联,线上线下不间断。

(一)中西协同,优势互补

中医药是我国所独有的医疗资源。"三师共管"使中医药有机地融入糖尿病防治体系中,应当特别强调的是,"三师"组合的目的是倡导和推动中西医交叉融合,优势互补。内分泌糖尿病专科医师与中医师的协同诊疗,将中西医诊疗思维融汇贯通,将传统手段与现代技术紧密结合,为糖尿病患者提供更全面更有效的医疗服务,同时培养学贯中西的复合型医学人才。这不仅能节省医疗资源,而且有助于逐步形成中国式的糖尿病防治模式。

(二)心身共治,两标并重

中医学强调形神合一、治病求本的观念,这与现代医学的社会 - 心理 - 生物医学模式相一致。中医学强调心身平衡,唯有心身调理得当,方可延年益寿。现代医学的社会 - 心理 - 生物医学模式则认为,心理失调会诱发疾病,疾病往往也会对心理健康造成影响。临床医师重视客观的生理指标确实必要,但更应将患者视为一个完整的个体,注重患者的心理、精神情绪等方面的困扰,关注患者的生命质量。因此,在诊疗疾病的过程中,不仅要重视治疗"人的疾病",更要强调"患病的人",以达到心身共治,两标并重。

(三)线上线下,全程照护

"三师共管"团队通过信息化线上管理平台将 2 型糖尿病的诊疗服务由院内延伸至院外,实现对 2 型糖尿病患者的全程管理。线上管理平台对患者院内的病历、检验、检查等数据,以及院外的自我血糖监测、饮食状况及运动计划等信息,进行采集记录与整理汇总。健康管理师作为患者与"三师共管"团队沟通互动的桥梁,通过线上管理平台实现对患者的持续照护和管理,协助三师对患者进行及时干预及转诊。

(四)团队协作,一站服务

"三师共管"团队以内分泌糖尿病专科医师、中医师、健康管理师为核心,综合内分泌学、中医学、营养学、康复运动学、心理学等多学科的特点和优势,实现专业知识互相学习、诊疗方案相互补充、缺陷短板互相弥补,充分发挥了中西医协作、多学科融合的作用,构建了具有中国特色的糖尿病防治体系。"三师共管"的多学科协作为患者提供了高效便捷的一站式诊疗服务,不仅对 2 型糖尿病患者进行全方位管理,而且缩短了患者的就医时间,减轻了患者的就医成本,提高了患者的就医体验。

第二章

内分泌糖尿病专科医师

一、诊疗内容

内分泌糖尿病专科医师是"三师共管"门诊中的重要角色,其承担职责等同于西医内分泌糖尿病科门诊医师,重点关注患者的各项代谢指标,如血糖、血压、血脂、体重,以及各种大血管和微血管并发症。其主要职责包括:

1. 对疑似糖尿病患者进行筛查、诊断。

2. 对糖尿病患者评估血糖、血压、血脂、体重等代谢指标控制情况。

3. 对糖尿病相关的各种微血管、大血管及其他并发症进行筛查、评估。

4. 针对筛查、评估结果,制订个体化诊疗方案。

二、诊疗规范

(一)筛查及评估

1. 糖尿病的高危人群

(1)成年

1)有糖尿病前期史。

2)年龄 ≥ 40 岁。

3)体重指数(BMI)≥ 24 和 / 或中心型肥胖(腰围:男 ≥ 90cm,女 ≥ 85cm)。

4）一级亲属有糖尿病病史。

5）缺乏体力活动者。

6）有巨大儿分娩史或有妊娠期糖尿病病史的女性。

7）有多囊卵巢综合征病史的女性。

8）有黑棘皮病者。

9）有高血压史，或正在接受降压治疗者。

10）高密度脂蛋白胆固醇＜ 0.90mmol/L 和 / 或甘油三酯＞ 1.7mmol/L，或正在接受调脂药治疗者。

11）有动脉粥样硬化性心血管病（ASCVD）史。

12）有类固醇类药物使用史。

13）长期接受抗精神病药物或抗抑郁药物治疗。

14）中国糖尿病风险评分总分≥ 25 分。

（2）儿童和青少年：BMI ≥相应年龄、性别的第 85 位百分位数，且合并以下 3 项危险因素中至少 1 项。

1）母亲妊娠时有糖尿病（包括妊娠期糖尿病）。

2）一级亲属或二级亲属有糖尿病病史。

3）存在胰岛素抵抗相关的临床状态（如黑棘皮病、多囊卵巢综合征、高血压、血脂异常）。

2. 糖尿病和糖尿病前期的诊断依据（表 2-1，表 2-2）

表 2-1　糖代谢状态分类（世界卫生组织，1999 年）

糖代谢状态	静脉血浆葡萄糖 / (mmol/L)	
	空腹	糖负荷后 2 小时
正常	＜ 6.1	＜ 7.8
空腹血糖受损	≥ 6.1，＜ 7.0	＜ 7.8
糖耐量减低	＜ 7.0	≥ 7.8，＜ 11.1
糖尿病	≥ 7.0	≥ 11.1

注：空腹血糖受损和糖耐量减低统称糖调节受损，也称糖尿病前期。

表 2-2　糖尿病的诊断标准

诊断标准	静脉血浆葡萄糖或糖化血红蛋白（HbA1c）水平
典型糖尿病症状	
加上随机血糖	≥ 11.1mmol/L
或加上空腹血糖	≥ 7.0mmol/L
或加上糖负荷后 2 小时血糖	≥ 11.1mmol/L
或加上 HbA1c	≥ 6.5%
无糖尿病典型症状，需改日复查确认	

注：①典型糖尿病症状包括烦渴多饮、多尿、多食、不明原因体重下降；②随机血糖指不考虑上次用餐时间，一天中任意时间的血糖；③空腹状态指至少 8 小时没有补充热量；④在采用标准化检测方法且有严格质量控制（美国国家糖化血红蛋白标准化计划、中国糖化血红蛋白一致性研究计划）的医疗机构，可将 HbA1c ≥ 6.5% 作为糖尿病的补充诊断标准。

3. 相关检验检查

（1）中国糖尿病风险评分表（CDRS）：适合对 20 ～ 74 岁普通人群进行糖尿病风险评估（表 2-3）。若总分 ≥ 25 分，应行口服葡萄糖耐量试验（OGTT）检查。

表 2-3　中国糖尿病风险评分表

评分指标	分值	评分指标	分值
年龄 / 岁		腰围 /cm	
20 ～ 24	0	男性＜ 75，女性＜ 70	0
25 ～ 34	4	男性 75 ～ 79.9，女性 70 ～ 74.9	3
35 ～ 39	8	男性 80 ～ 84.9，女性 75 ～ 79.9	5
40 ～ 44	11	男性 85 ～ 89.9，女性 80 ～ 84.9	7
45 ～ 49	12	男性 90 ～ 94.9，女性 85 ～ 89.9	8
50 ～ 54	13	男性 ≥ 95，女性 ≥ 90	10

续表

评分指标	分值	评分指标	分值
55 ~ 59	15	收缩压 /mmHg	
60 ~ 64	16	< 110	0
65 ~ 74	18	110 ~ 119	1
BMI		120 ~ 129	3
< 22	0	130 ~ 139	6
22 ~ 23.9	1	140 ~ 149	7
24 ~ 29.9	3	150 ~ 159	8
≥ 30	5	≥ 160	10
糖尿病家族史（父母、同胞、子女）		性别	
无	0	女性	0
有	6	男性	2

注：1mmHg≈0.133kPa。

（2）口服葡萄糖耐量试验（OGTT）

1）早上 7—9 时开始，受试者空腹（8 ~ 10 小时）后口服溶于 300ml 水内的无水葡萄糖粉 75g，如用 1 分子水葡萄糖则为 82.5g。儿童则予以每千克体重 1.75g，总量不超过 75g。糖水在 5 分钟之内服完。

2）从服糖第 1 口开始计时，于服糖前和服糖后 2 小时分别在前臂采血测血糖。

3）试验过程中，受试者不喝茶及咖啡，不吸烟，不做剧烈运动，但也无须绝对卧床。

4）血标本应尽早送检。

5）试验前 3 日内，每日糖类（碳水化合物）摄入量不少于 150g。

6）试验前停用可能影响 OGTT 的药物如避孕药、利尿剂或苯妥英钠等 3 ~ 7 日。

（3）常见检查项目的推荐频率：对于糖尿病高危人群，推荐以空腹血糖 +

OGTT 2 小时血糖作为糖尿病的筛查方法。如筛查结果正常,建议每 3 年筛查 1 次;筛查结果为糖尿病前期,建议每年筛查 1 次。

对于 2 型糖尿病患者,常见检查的推荐频率见表 2-4。

表 2-4　2 型糖尿病患者常见检查的推荐频率

检查频率	问诊	体检	尿液	HbA1c	肝功能	肾功能	血脂	超声	心电图	动态血压监测	眼底	神经病变
初诊	√	√	√	√	√	√	√	√	√	√	√	√
每次就诊时	√	√										
每 3 个月 1 次				√								
每年 1 次			√		√	√	√	√	√	√	√	√

注:尿液检查包括尿常规和尿微量白蛋白 / 尿肌酐比值;肾功能检查应包括估算的肾小球滤过率、尿酸;超声检查包括腹部超声、颈动脉和下肢血管超声;动态血压监测限于合并高血压者;肝功能、肾功能、血脂、尿液、心电图、超声、眼底、神经病变检查异常者,应增加这些项目的检查频次。

4. 控制目标　2 型糖尿病患者常合并代谢综合征的 1 个或多个组分,如高血压、血脂异常、肥胖等,致使 2 型糖尿病并发症的发生风险、进展速度及危害显著增加。因此,科学、合理的 2 型糖尿病治疗策略应该是综合性、全方位的,以改善生活方式为基础,并根据患者的具体情况给予适宜的药物。具体的综合控制目标见表 2-5。

表 2-5　2 型糖尿病综合控制目标

指标	目标值
指尖血糖 /（mmol/L）	空腹 4.4 ～ 7.0, 非空腹 < 10.0
HbA1c/%	< 7.0
血压 /mmHg	< 130/80
总胆固醇 /（mmol/L）	< 4.5
高密度脂蛋白胆固醇 /（mmol/L）	男 > 1.0, 女 > 1.3

指标	目标值
甘油三酯 /（mmol/L）	< 1.7
低密度脂蛋白胆固醇 /（mmol/L）	未合并动脉粥样硬化性心血管病< 2.6 合并动脉粥样硬化性心血管病< 1.8
体重指数	< 24.0

注：HbA1c 的控制目标应遵循个体化原则，对于年龄较轻、病程较短、预期寿命较长、无并发症、未合并心血管病者，在无低血糖等不良反应情况下，可更严格（如< 6.5%）；反之，年龄较大、病程较长、有严重低血糖史、预期寿命较短、有显著并发症或严重合并症者，可相对宽松。

（二）2 型糖尿病的药物治疗原则

从发病机制来看，2 型糖尿病是一种慢性进展性疾病，患者血糖有逐渐升高的趋势，故降糖治疗强度也应随之增强。国内现行指南推荐生活方式管理和二甲双胍作为一线治疗；部分患者在初始治疗时血糖和 / 或糖化血红蛋白（HbA1c）水平较高，可起始应用二联、三联乃至胰岛素治疗。

此外，并发症和合并症也是 2 型糖尿病药物治疗选择的重要依据。根据国内现行指南推荐的高血糖治疗路径（图 2-1），合并动脉粥样硬化性心血管病（ASCVD）或心血管风险高危的 2 型糖尿病患者，无论 HbA1c 是否达标，只要无禁忌证，都应在二甲双胍的基础上加用具有 ASCVD 获益证据的胰高血糖素样肽 -1 受体激动剂（GLP-1RA）或钠 - 葡萄糖共转运蛋白 2 抑制剂（SGLT2i）；合并慢性肾脏病（CKD）或心力衰竭的 2 型糖尿病患者，无论 HbA1c 是否达标，只要无禁忌证，都应在二甲双胍的基础上加用 SGLT2i（如不能使用，可换为 GLP-1RA）。

（三）2 型糖尿病的缓解现象

我们在临床试验和实践中经常见到，一些新诊断或未规律用药的 2 型糖尿病患者，在使用较高强度（包括药物种类和剂量）降糖药治疗后，可使血糖控制明显改善，此时如将药物减量甚至停用仍可维持一段时间的正常血糖；在合并肥胖的 2 型糖尿病患者中，施以减重手术或严格生活方式干预控制体重后，亦观察到类似现象；目前，学术界将此类现象称为"糖尿病缓解"。近期国外和

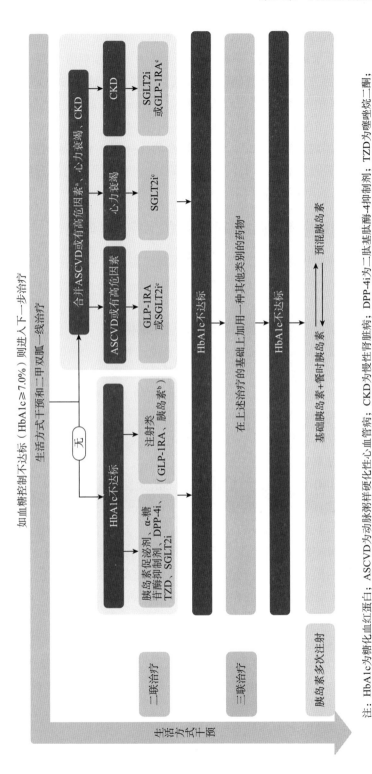

图 2-1 2 型糖尿病患者高血糖治疗的简易路径

注：HbA1c 为糖化血红蛋白；ASCVD 为动脉粥样硬化性心血管病；CKD 为慢性肾脏病；DPP-4i 为二肽基肽酶-4 抑制剂；TZD 为噻唑烷二酮；SGLT2i 为钠-葡萄糖共转运蛋白 2 抑制剂；GLP-1RA 为胰高血糖素样肽-1 受体激动剂。[a] 危险因素指年龄≥55 岁伴以下至少 1 项：冠状动脉或颈动脉或下肢动脉狭窄≥50%，左心室肥厚；[b] 通常选用基础胰岛素；[c] 加用具有 ASCVD、心力衰竭或 CKD 获益证据的 GLP-1RA 或 SGLT2i；[d] 有心力衰竭者不用 TZD

国内均颁布了关于糖尿病缓解的专家共识。糖尿病缓解的定义是,在停用所有降糖药物或减重手术后 3 个月,或单纯强化生活方式干预后 6 个月,患者 HbA1c < 6.5%[其检测方法须经国家糖化血红蛋白标准化计划(NGSP)认证];若特殊情况下不宜采用 HbA1c,可用空腹血糖 < 7.0mmol/L 或通过动态血糖监测估算的 HbA1c < 6.5% 作为替代标准。

需要强调的是,国内外专家共识均指出,迄今为止尚无 2 型糖尿病被治愈的可靠证据;糖尿病缓解状态亦非永久,随时间延长,血糖水平可再次升高;故处于糖尿病缓解状态的患者仍需密切随访。

(四)2 型糖尿病患者血糖控制改善后的治疗方案调整

根据上述 2 型糖尿病缓解的观点,2 型糖尿病患者是有可能在血糖控制改善后被降低降糖治疗强度(包括药物种类和剂量)的。在此方面涉及以下几个关键问题:

1. 什么样的 2 型糖尿病患者有被降低治疗强度的倾向?

并非所有 2 型糖尿病患者都能被降低治疗强度。根据《缓解 2 型糖尿病中国专家共识》中提到的"ABCD 原则",符合该原则的 2 型糖尿病患者相对较易发生糖尿病缓解。在甄别有被降低治疗强度倾向的 2 型糖尿病患者时,可参考这些原则,而且符合的条件越多则把握越大。

A(Antibody)抗体:谷氨酸脱羧酶抗体(GADA)及其他胰岛相关抗体阴性,表示患者无自身胰岛破坏的免疫反应。

B(BMI):患者 BMI ≥ 25(或腰围男性 > 90cm、女性 > 85cm)。

C(C 肽和并发症评估):C1 即空腹 C 肽 ≥ 1.1ng/ml(约 366pmol/L)、餐后 2 小时 C 肽 ≥ 2.5ng/ml(约 833pmol/L)时,表明尚存一定的 β 细胞功能,有 2 型糖尿病缓解的基础;C2 即并发症评估(complication review),如患有心血管病(CVD)和严重视网膜病变,需进行心肺功能评估,避免高强度运动,以免发生意外事件。如患有慢性肾脏病(CKD),不宜选用生酮或高蛋白饮食作为促进 2 型糖尿病缓解的方案。

D(Duration):临床证据显示,病程 ≤ 5 年的 2 型糖尿病患者缓解概率较高。

当然,上述 ABCD 原则仅提示糖尿病缓解或降低治疗强度的可能性,而并非绝对。临床实践中考虑降低治疗强度时,更多的是参考患者的血糖控制情况。

2. 在什么情况下可以考虑降低治疗强度?

考虑降低 2 型糖尿病患者的治疗强度时,应重点参考其血糖控制情况,包括 HbA1c 和血糖水平。HbA1c 可作为较长期的监测指标,但短期内降低治疗强度主要看血糖水平,特别对于部分使用胰岛素治疗的 2 型糖尿病患者。

(1)HbA1c:可参照上述糖尿病缓解的标准,以 HbA1c < 6.5%(其检测方法须经 NGSP 认证,下同)作为降低治疗强度的临界值。

(2)血糖:对于规律自我血糖监测或曾在医院检测静脉血糖的患者,可参考国内现行指南关于住院糖尿病患者的血糖管理目标分层(表 2-6)。建议将血糖控制低于"严格"目标的下限,即空腹血糖< 4.4mmol/L 或餐后 2 小时或随机血糖< 6.1mmol/L 作为降低治疗强度的临界值。如低血糖(< 3.9mmol/L)较频繁地发生(如> 1 次 /w),则在排除不适当节食或加大运动量、饮酒等因素后,更应尽快降低治疗强度。

表 2-6　糖尿病患者的血糖管理目标分层　　　　　单位:mmol/L

血糖管理目标	空腹或餐前血糖	餐后 2 小时或随机血糖
严格	4.4 ～ 6.1	6.1 ～ 7.8
一般	6.1 ～ 7.8	7.8 ～ 10.0
宽松	7.8 ～ 10.0	7.8 ～ 13.9

此外,当前国内外指南还提出了评价血糖波动的葡萄糖目标范围内时间(TIR)这一概念。TIR 指糖尿病患者在 24 小时内血糖处于目标范围内(3.9 ～ 10.0mmol/L)的时间百分比,可根据动态血糖监测或自我血糖监测的数据计算得出。目前认为普通 2 型糖尿病患者的 TIR 控制目标应> 70%,孕期 2 型糖尿病或妊娠糖尿病(GDM)应至少> 90%。建议对于拟降低治疗强度的 2 型糖尿病患者,可考虑将 TIR > 90% 作为其临界值。

3. 如何降低降糖药物治疗强度?

建议按照 2 型糖尿病患者高血糖治疗的简易路径(图 2-1)的原则来进行"降阶梯"治疗。如首先逐渐减少胰岛素注射剂量和次数,再依次减少胰岛素促泌剂、噻唑烷二酮类、α- 糖苷酶抑制剂等非一线药物的剂量和种类。但需要注意的是,对于一些合并 ASCVD 或有高危因素、心力衰竭、CKD 的 2 型糖尿病患者,建议尽量保留对上述并发症有益的 GLP-1RA 或 SGLT2i。

第三章

中 医 师

一、诊疗内容

糖尿病是一种累及全身多器官的代谢性疾病。糖尿病的防治需要多手段综合管理。在常规慢病管理基础上联合中医辨证进行干预,有利于更好地改善患者的病情与生命质量。

《国家基层糖尿病防治管理指南(2022)》指出,积极支持和鼓励中医药融入糖尿病综合防治体系,发挥整体观、辨证论治优势,结合体质辨识等,综合运用药物和非药物等多种方法开展综合防治。

1.辨证治疗 糖尿病并发的各种症状可对血糖及生命质量造成影响,可通过整体辨证进行个体化治疗。

2.中医特色诊疗 包括体质辨识、中药内服外用、针刺、艾灸、耳穴压豆等治疗手段。

3.食疗药膳指导 糖尿病中医药膳,取药物之性、食物之味,结合现代营养,发挥饮食治疗之效。

4.中国传统健身运动 五禽戏、八段锦、太极拳等传统运动,历史悠久,医疗保健功效卓越,深受群众喜爱。传统运动在改善糖尿病危险因素、控制血糖、延缓并发症等方面疗效显著。杨叔禹创立的心身桩,融合了站桩、八段锦等动作精髓,进一步简化,动静结合,适宜对广大群众推广。

5.其他 中医心理疗法、中医五音疗法等。

二、诊疗规范

（一）糖尿病的中医辨证

糖尿病的中医辨证方法除了传统的脏腑辨证、经络辨证、六经辨证、卫气营血辨证、八纲辨证及三焦辨证外，还应包括三消辨证、三型辨证（阴虚燥热、气阴两虚、阴阳两虚）、分类辨证（脾瘅、消瘅）等。病程可分为郁（前期）、热（早期）、虚（中期）、损（晚期）4个自然演变阶段，根据不同阶段的核心病机进行分型论治。

（二）常见症状的辨证论治

糖尿病患者的各种症状，既是血糖等代谢指标波动及难控的重要原因，又影响患者的生命质量。糖尿病在不同个体上或同一个体不同疾病阶段所表现出来的临床症状及体征不尽相同，尤其是睡眠、胃肠、情绪等方面的症状严重影响患者的生命质量。在临床诊疗中，患者往往以最主要、最痛苦的症状来就诊。临床辨证施治时，应以主诉症状为线索，四诊合参，应用中医理论，分析判断，确立诊断和治疗方案。"抓主症"，可聚焦疾病的主要矛盾，是适合基层使用中医药的重要方法。通过辨主症明确中医病因病机、确定治疗主方；辨兼证时，完善中医病机、选择加减用药。针对病症的阶段及证型采取个体化的治疗，从而达到以患者为中心、全面提高生命质量的目的。

1. 口渴

（1）中医辨证

1）胃热炽盛证：因饮食失节，过食肥甘、醇酒辛辣，导致积热内蕴，壅滞于胃所致。临床以胃脘灼痛、拒按，嘈杂、泛酸，或多食、善饥，渴喜冷饮，大便秘结，小便短黄，舌质红，舌苔黄，脉数，可伴见牙龈肿痛，齿衄，口臭等为特征。治则以清胃泻火，养阴生津为主。方选玉女煎加减：生石膏（先煎）30g，熟地黄15g，麦冬6g，知母6g，怀牛膝6g。

2）肺热津伤证：因肺热炽盛，灼损阴津所致。临床以发热、口渴、咳嗽、痰黄，或干咳、痰少，小便短赤，大便干结，舌质红，舌苔黄燥，脉数，指纹紫滞等为特征。治则以清热润肺，生津止渴为主。方选消渴方加减：天花粉15g，葛根15g，麦冬15g，生地黄15g，藕汁15g，黄连6g，黄芩9g，知母9g。

3）肾阴亏虚证：因先天禀赋不足，或房劳多产、久病大病损伤肾阴，或虚热内扰所致。临床以五心烦热，腰膝酸软或痛，眩晕，耳鸣，齿松，发脱，遗精，月经后期，量少红稠，甚则经闭，舌质红，舌苔少，脉细数，或伴见潮热，颧红，盗汗等为特征。治则以滋阴补肾，润燥止渴为主。方选六味地黄丸加减：熟地黄 15g，酒萸肉 9g，麸炒山药 15g，牡丹皮 9g，茯苓 15g，泽泻 9g。

4）脾肾阳虚证：因脾肾阳气亏虚，虚寒内生所致。临床以腰酸无力，脐腹冷痛，得温稍缓，久泻不止，或五更即泻，完谷不化，或久痢赤白，或水肿、少尿，舌质淡胖，舌苔白滑，脉迟缓、尺部无力，伴见畏冷、肢凉、面色㿠白等为特征。治则以温补脾肾，利水化饮为主。方选附子理中丸加减：党参 6g，麸炒白术 6g，炮姜 6g，炮附片（先煎）6g，炙甘草 3g。

5）湿热中阻证：因湿热内蕴，或湿热时邪疫毒浸淫，困阻中焦，脾胃纳运失司所致。临床以身热不扬，汗出不解，脘腹痞闷，泛恶、不食，口中黏腻或苦，渴不欲饮，肢体困重，大便黏滞不爽，小便短少，舌质红，舌苔黄滑或腻，脉濡数等为特征。治则以清热化湿，理气和胃为主。方选三仁汤加减：苦杏仁 15g，法半夏 15g，滑石 18g，薏苡仁 18g，通草 6g，白蔻仁 6g，竹叶 6g，姜厚朴 6g。

6）血瘀内积证：因瘀血内结成积所致。临床以腹部肿块日渐增大，质地坚硬，腹痛、固定不移，面目暗黑，形体消瘦，舌质紫暗，或见瘀斑，舌苔薄白，脉细涩，或伴见闭经、不孕，阳痿、不育等为特征。治则以活血化瘀，行气通络为主。方选血府逐瘀汤加减：桃仁 12g，红花 9g，当归 9g，生地黄 9g，牛膝 9g，川芎 6g，桔梗 6g，酒赤芍 6g，麸炒枳壳 6g，炙甘草 6g，柴胡 3g。

（2）代茶饮

1）口渴多饮，有热象者：竹叶 6g，桑叶 6g，乌梅 6g，麦冬 6g，水煎代茶饮。

2）口干不欲饮或少饮者：北沙参 6g，玉竹 6g，玫瑰花 3g，荷叶 6g，水煎代茶饮。

（3）耳穴

选穴：内分泌、皮质下、神门、肾、渴点、脑点、口、交感、上屏点、下屏点。

方法：每次选取 3～4 穴，将王不留行贴压于相应耳穴，保留 2～3 日，每天于下午 1 点之后间断按压 5～10 次。

（4）穴位刺激

选穴：水泉、鱼际、尺泽等。

方法：每日自我按摩 2～3 次，每次 5 分钟，可以促进黏稠唾液分泌增加。

（5）五汁饮

配方：梨、鲜藕、鲜芦根、鲜麦冬、荸荠。

制法:鲜芦根洗净,梨去皮、核,荸荠去皮,鲜藕去节,鲜麦冬切碎或剪碎。将诸物绞挤取汁。

食用方法:冷饮或温饮皆可,每天数次。

适用于外感热病、口渴咽干、热性呕吐等症状的日常调理。

(6)中药喷雾

配方:将 4.2g 乌梅和 1g 甘草颗粒剂溶于 100ml 装有温开水的喷雾瓶中,充分溶解摇匀,再装入小喷雾瓶后即可喷雾。

用法:当天现配现用,一般每 2 小时喷雾 1 次,对准两边腮腺及舌下位置各喷 1 ~ 2 下,共 3 下,每下喷雾 0.1ml,每次喷雾剂量为 0.3ml;吃饭、说话、睡觉前、口干感明显时可各加喷 1 次。每日用药量控制在 5 ~ 8ml。

2.易饥多食

(1)中医辨证

1)胃热炽盛证:因饮食失节,过食肥甘、醇酒辛辣,导致积热内蕴,壅滞于胃所致。临床以胃脘灼痛、拒按,嘈杂、泛酸,或多食、善饥,渴喜冷饮,大便秘结,小便短黄,舌质红,舌苔黄,脉数,可伴见牙龈肿痛,齿衄,口臭等为特征。治则以清胃泻火,养阴增液为主。方选玉女煎加减:熟地黄 15g,生石膏(先煎) 15g,知母 5g,麦冬 6g,牛膝 5g。

2)气阴亏虚证:因外感或内伤久病,致使气阴不足或亏损所致。临床以神疲、乏力,气短、懒言,稍动则心慌、心悸、汗出,伴见咽干、口燥,潮热、盗汗,小便短少,大便干结,舌质嫩红、边有齿痕,舌苔少而干,脉细无力或虚数等为特征。治则以健脾益气,和胃生津为主。方选七味白术散加减:党参 6g,藿香 12g,葛根 15g,木香 6g,茯苓 12g,麸炒白术 12g,炙甘草 3g。

3)胃强脾弱证:因饮食不节,或嗜食辛辣,胃热内蕴,脾虚失运所致。临床以胃脘闷胀、灼痛,嘈杂、泛酸,不食则饥,食后脘腹胀痛,大便溏薄或干结,烦热、口渴,舌质红,舌苔薄黄,脉弦细或滑,伴见消瘦、乏力等为特征。治则以祛除胃热,健脾补虚为主。方选半夏泻心汤加减:姜半夏 12g,黄连 3g,黄芩 9g,党参 9g,干姜 9g,炙甘草 9g,大枣 4 枚。

(2)代茶饮

1)阴虚火旺者,伴口干、便燥:竹茹 9g,玉竹 9g,石斛 9g,马齿苋 9g,水煎代茶饮。

2)胃强脾弱者,伴大便不实、乏力、少食:党参 6g,麦冬 6g,香橼 6g,北沙参 9g,水煎代茶饮。

3. 尿频

(1)中医辨证

1)膀胱湿热证:因湿热侵袭,蕴结膀胱所致。临床以小便急迫、频数、涩痛、灼痛,小便黄赤或混浊,舌质红,舌苔黄腻,脉滑数,或伴见发热,口渴,尿血或沙石等为特征。治则以清利膀胱湿热为主。方选八正散加减:木通 6g,车前子 15g,萹蓄 15g,瞿麦 15g,栀子 9g,大黄(后下)9g,滑石 18g,甘草 3g。

2)肺热津伤证:因肺热炽盛,灼损阴津所致。临床以发热、口渴、咳嗽、痰黄,或干咳、痰少,小便短赤,大便干结,舌质红,舌苔黄燥,脉数,指纹紫滞等为特征。治则以养阴润肺,益气生津为主。方选消渴方加减:天花粉 15g,葛根 15g,麦冬 15g,生地黄 15g,藕汁 15g,黄连 6g,黄芩 9g,知母 9g。

3)脾肾气虚证:因秉质气虚,或久病虚损,脾肾失养所致。临床以神疲,气短、腹胀、纳少、便溏或久泻,腰背疼痛、胫酸、膝软、耳鸣,舌质淡、边有齿痕,舌苔薄白,脉细弱等为特征。治则以健脾益肾,升举固摄为主。方选无比山药丸加减:麸炒山药 15g,茯苓 15g,熟地黄 15g,酒萸肉 15g,菟丝子 15g,巴戟天 15g,炒杜仲 15g,怀牛膝 15g,肉苁蓉 15g,醋五味子 6g,炙黄芪 15g,麸炒白术 9g。

4)肾阴亏虚证:因先天禀赋不足,或房劳多产、久病大病损伤肾阴,或虚热内扰所致。临床以五心烦热,腰膝酸软或痛,眩晕,耳鸣,齿松,发脱,遗精,月经后期,量少红稠,甚则经闭,舌质红,舌苔少,脉细数,或伴见潮热、颧红、盗汗等为特征。治则以滋阴补肾,固摄缩尿为主。方选六味地黄丸加减:熟地黄 15g,酒萸肉 9g,麸炒山药 15g,枸杞子 15g,牡丹皮 9g,茯苓 15g,泽泻 9g。

5)阴阳两虚证:因体虚久病,阴虚及阳,或阳损及阴,肾阴肾阳俱虚所致。临床以畏冷、肢凉,五心烦热,眩晕、耳鸣,腰膝酸软,遗精、早泄、梦交、滑泄,经少、难孕,舌质暗淡,舌苔光润,脉细或弱,尺部无力等为特征。治则以滋阴壮阳,培元固本为主。方选金匮肾气丸加减:熟地黄 15g,酒萸肉 9g,麸炒山药 15g,牡丹皮 9g,茯苓 15g,泽泻 9g,肉桂 3g(后下),炮附片(先煎)9g。

(2)代茶饮:益智仁 9g,芡实 15g,炙黄芪 6g,覆盆子 6g,水煎代茶饮,对不同证型的尿频均有一定调摄作用。

(3)针灸/电针

取穴:中极、关元、膀胱俞、次髎。

方法:选取一次性无菌针灸针,对穴位常规消毒后,按顺序依次进针,轻捻转、慢提插行针 1 分钟后留针 30 分钟,配合电针;每日 1 次,持续治疗 30 日。

（4）神阙艾灸

取穴：神阙。

方法：在神阙上铺厚约 0.2～0.3cm 的生姜薄片，上面放置点燃的艾炷，以患者自觉局部有温热感为宜，当患者觉灼痛感时微微提起姜片或更换艾炷继续治疗。每次治疗 30 分钟，每日 1 次，持续治疗 30 日。

（5）中药封包

药物组成：丁香、川朴各 15g，乳香、没药、吴茱萸、小茴香、黄芪、茯苓、党参、泽泻、车前子各 10g，冰片 3g，甘草 5g。

用法：将上述中药用温水浸透后装入纱布药袋中，置入蒸锅内蒸 30 分钟后取出，随后在患者腹部膀胱区上垫 3～5 层毛巾，再将蒸好的药袋敷于毛巾上。为防止出现烫伤事件，注意根据患者耐受温度的能力及药袋的温度，逐层抽出毛巾，早晚各治疗 1 次。

（6）耳穴压豆

取穴：尿道内生殖器、缘中、神门、肝、膀胱、肾。

操作方法：王不留行贴压。每周 1 次，每次留置 2～4 天，2 周为 1 个疗程。双侧耳穴交替贴压。每日按压 3～5 次，每次 4～5 分钟。

4. 失眠

（1）中医辨证

1）肝郁化火证：因肝气郁滞，久郁化火，气火上冲所致。临床以两胁胀痛或灼痛，急躁、易怒、头痛、面赤、耳暴鸣或暴聋、目赤灼痛，口干、口苦，小便黄或短赤，舌质红，或边尖红刺，舌苔黄燥，脉弦数等为特征。治则以疏肝解郁，清热泻火为主。方选龙胆泻肝汤加减：龙胆 6g，黄芩 10g，栀子 10g，柴胡 6g，生地黄 10g，泽泻 10g，北沙参 10g，柏子仁 10g，当归 6g，甘草 6g。

2）心脾两虚证：因体虚或久病虚损，心脾气血阴阳亏虚所致。临床以心悸、怔忡、神疲、眩晕、少寐、多梦、呵欠频作、健忘、食少、腹胀、便溏、面色淡白、烦劳则甚，舌质淡或嫩，脉弱或细，可伴见产后焦虑、忧郁、悲伤欲哭、月经量少、色淡、淋沥不断，或梦交、遗精、阳痿、早泄、眼睑振跳，或痫病反复发作等为特征。治则以健脾养心，益气补血为主。方选归脾汤加减：白术、茯神、黄芪、龙眼肉、酸枣仁各 12g，人参、木香各 9g，炙甘草 6g，当归 3g，远志 3g。

3）痰热内扰证：因痰热壅盛，扰乱心神所致。临床以心烦、不寐、头重、目眩、胸闷、脘痞，舌质红，舌苔微黄而腻，脉弦滑或滑数，可伴见发热、咳唾痰黄、口苦、咽干、泛恶、嗳气等为特征。治则以清热化痰，和中安神为主。方选黄连温胆汤加减：黄连 6g，竹茹 12g，枳实 6g，半夏 6g，陈皮 6g，甘草 3g，生姜 6g，茯苓 10g。

4）阴虚火旺证：因肾水亏虚，不能上济于心，心火炽盛，不能下交于肾所致。临床以心烦、失眠、惊悸、多梦、头晕、耳鸣、腰膝酸软、梦遗、口燥、咽干、五心烦热，甚则潮热、盗汗，舌质红，舌苔少，脉细数等为特征。治则以滋阴降火，清心安神为主。方选黄连阿胶汤加减：黄连 12g，黄芩 6g，芍药 6g，鸡子黄 2 枚，阿胶 9g。

5）心胆气虚证：因禀赋不足，心气亏虚，胆气不宁，神魂不安所致。临床以触事易惊，虚烦不寐，多梦易醒，甚则终日惶恐，心惕不安，舌质淡，脉弦细或缓促不定，伴见头晕、胸闷、气短、自汗、倦怠、乏力、小便清长等为特征。治则以益气镇惊，安神定志为主。方选安神定志丸合酸枣仁汤加减：太子参 10g，茯神 10g，茯苓 10g，石菖蒲 10g，远志 10g，龙齿 15g，酸枣仁 10g，知母 10g，川芎 6g，黄精 10g，炙甘草 6g。

（2）代茶饮

1）淡竹叶 3g，竹茹 10g，百合 10g，炒酸枣仁 6g，水煎代茶饮。适用于伴有心烦、口苦，属实证者。

2）麦冬 10g，五味子 6g，炒酸枣仁 10g，龙眼肉 10g，炒麦芽 10g，水煎代茶饮。适用于伴有神疲乏力，脉细，属虚证者。

（3）针灸推拿

1）针灸常用效穴：百会、四神聪、神庭、内关、大陵、心俞、神道、申脉、照海、印堂、神门、安眠、三阴交、安眠、风池、太溪、行间。

2）推拿按摩：患者取坐位或卧位，医者以一指禅推法或揉法操作于印堂、神庭、太阳、头维、百会，约 10 分钟；以一指禅推法或揉法操作于眼眶及睛明、鱼腰、攒竹诸穴，约 5 分钟；以拿法从头顶操作至枕部风池，反复 3～4 遍，约 5 分钟。隔日治疗 1 次，10 次为 1 个疗程。

（4）耳针

选穴：皮质下、心、脾、额、神门、垂前、内分泌。

方法：每次选取 3～4 穴，用毫针轻刺激，留针 20～30 分钟，每日 1 次；也可选用揿针埋藏，或者王不留行贴压于相应穴位，保留 2～3 日，每天于下午 1 点之后间断按压 5～10 次。

（5）穴位贴敷：贴敷药物可选吴茱萸、磁石细末、远志、当归、黄芪、石菖蒲等。将上述药物充分干燥后粉碎，与辅助成分按 1∶1 的比例混合，制作成贴剂。患者睡前 30 分钟，将上述贴剂敷贴在神阙、足三里、涌泉，次日起床后去掉。

（6）足浴疗法：可选首乌藤 30g，远志 30g，合欢皮 30g，盐柏 20g，黄连 10g，肉桂 5g。将上述诸味药材先放入冷水中浸泡 15～30 分钟，然后水煎去渣，并加入 3 000ml 热水，确保药液刚好没过患者足踝。睡前足浴，每日 1 次，每次泡脚时间控制在 0.5 小时左右，患者自觉后背发潮或额头微微出汗即可，药液温度控制在 37～42℃。10 天为 1 个疗程。

（7）睡眠药枕：可选夏枯草 100g，决明子 100g，野菊花 100g，夜交藤 100g，合欢花 100g，玫瑰花 100g。将上述各药翻晒、烘干并研为粗末，混匀后用纱布包裹缝好，装入枕芯即可。可制成圆形、长方形等自我感觉舒适的款式，枕高宜控制在 7～12cm，以患者自我舒适为佳。

（8）导引疗法：中国传统的导引养生功法，如八段锦、太极拳、五禽戏及心身桩等，均可起到放松心身的作用。适用于慢性失眠的辅助治疗。

（9）物理治疗：辅助运用光照疗法、经颅重复磁刺激治疗和生物反馈治疗等物理治疗方法。适用于慢性失眠的辅助治疗。

5. 汗证

（1）中医辨证

1）营卫不和证：因卫弱营强，腠理不固，或卫强营弱，阳气郁于肌表，内迫营阴所致。临床以发热，或微恶风寒，时有汗出，脉缓等为特征。治则以解肌发表，调和营卫为主。方选桂枝汤加减：桂枝 9g，炒白芍 9g，炙甘草 6g，生姜 9g，大枣 3 枚。

2）卫表不固证：因卫气虚，卫外不固所致。临床以汗出、恶风或恶寒，容易感冒，舌质淡，舌苔薄白，脉细弱，伴见精神疲怠，面色淡白，短气，动则气促，纳少、便溏等为特征。治则以益气固表止汗为主。方选玉屏风散加减：炙黄芪 30g，防风 15g，麸炒白术 9g。

3）阴虚火旺证：因肾阴亏虚，虚热内扰所致。临床以骨蒸潮热、盗汗，或烘热、颧红、五心烦热、口燥、咽干、耳鸣轰响、腰膝酸痛，舌质红而干，舌苔少或无，脉细数，可伴见小便频涩或痛，溲浊黄赤，或性欲亢盛、梦遗、梦交，月经量多，崩漏不止等为特征。治则以滋阴降火，敛汗生津为主。方选当归六黄汤加减：当归 6g，生地黄 6g，熟地黄 6g，黄芩 6g，黄柏 6g，黄连 6g，炙黄芪 12g。

4）湿热蕴蒸证：因湿热内蕴，或湿热时邪疫毒侵袭，蕴结于脾胃、肝胆，或熏蒸于肌肤、关节等所致。临床以脘腹痞胀，面目黄如橘色，胁胀、胁痛，或指趾关节红肿灼痛，舌质红，舌苔黄腻，脉濡数或滑数，伴见肢体困倦、恶心、呕吐，小便短赤，或身热、汗出等为特征。治则以清热化湿，宣畅气机为主。方选三仁汤加减：苦杏仁 15g，白蔻仁 6g，薏苡仁 18g，姜厚朴 6g，法半夏 15g，通草

6g,滑石18g,竹叶6g。

5)肺胃热盛证:因温热疫毒等侵袭肺胃,或邪热郁发于肺脾所致。临床以午后潮热,心烦、口渴、欲饮、咳嗽、痰黄、胸痛、腹满、便秘,舌质红,舌苔黄或灰黑而燥,脉滑数等为特征。治则以清泻肺胃,养阴生津为主。方选白虎加人参汤加减:知母15g,生石膏(先煎)30g,甘草9g,粳米9g,党参9g。

(2)代茶饮

1)属实热证者,伴口渴欲饮、便燥、舌红:煅牡蛎(先煎)30g,麦冬9g,醋五味子9g,乌梅6g,桑叶6g,水煎代茶饮。

2)属虚证者,伴乏力、畏寒:炙黄芪6g,党参6g,麦冬9g,醋五味子6g,乌梅3g,炙甘草6g,覆盆子6g,水煎代茶饮。

6. 疲乏

(1)中医辨证

1)气阴两虚证:因气阴亏虚,肺脾失养所致。临床以咳嗽,动辄气短,乏力,食少,腹胀,口干,五心烦热,自汗或盗汗,舌质淡红,舌苔薄白或花剥,脉沉弱无力等为特征。治则以健脾补肺,益气养阴为主。方选七味白术散加减:炙黄芪15g,党参6g,麸炒白术12g,茯苓12g,麸炒山药15g,木香6g,藿香12g,葛根15g,天冬9g,麦冬9g,炙甘草3g。

2)气血亏虚证:因气血不足,形神失养所致。临床以神疲、乏力,气短、懒言,面色淡白或萎黄、头晕、目眩、心悸、失眠、健忘,唇甲色淡,舌质淡,脉弱或细等为特征。治则以益气养血,气血双补为主。方选八珍汤加减:党参9g,麸炒白术9g,茯苓9g,炙黄芪18g,当归6g,川芎9g,炒白芍9g,熟地黄15g,大枣4枚。

3)肾阴亏虚证:因先天禀赋不足,或房劳多产、久病大病损伤肾阴,或虚热内扰所致。临床以五心烦热,腰膝酸软或痛,眩晕,耳鸣,齿松,发脱,遗精,月经后期,量少红稠,甚则经闭,舌质红,舌苔少,脉细数,或伴见潮热、颧红、盗汗等为特征。治则以滋补肾阴为主。方选六味地黄丸加减:熟地黄18g,酒萸肉12g,枸杞子12g,麸炒山药12g,茯苓9g,泽泻9g,牡丹皮9g。

4)阴阳两虚证:因体虚久病,阴虚及阳,或阳损及阴,肾阴肾阳俱虚所致。临床以畏冷、肢凉,五心烦热,眩晕、耳鸣,腰膝酸软,遗精、早泄、梦交、滑泄,经少、难孕,舌质暗淡,舌苔光润,脉细或弱,尺部无力等为特征。治则以滋阴补阳,阴阳双补为主。方选金匮肾气丸加减:熟地黄24g,酒萸肉12g,枸杞子12g,麸炒山药12g,茯苓9g,泽泻9g,牡丹皮9g,肉桂(后下)6g,炮附片(先煎)6g。

（2）代茶饮：西洋参 6g，炙黄芪 6g，炙甘草 6g，陈皮 6g，炒杜仲 9g，水煎代茶饮。对不同证型的乏力均有一定调摄作用。

（3）食疗

食材：乳鸽 1 只，五味子 10g，党参 20g，料酒、盐、味精、姜片、葱段、鸡油适量。

做法：五味子洗净，去杂质；党参润透，切断；乳鸽洗净。炖锅内放入五味子、党参、乳鸽、姜片、葱段、料酒，倒入适量清水，大火烧沸，改小火炖 30 分钟后，加入盐、味精、鸡油，搅匀即可。

（4）神阙敷药

药物制作：五倍子、五味子、牡蛎、冰片按 1∶1∶1∶0.3 比例，研磨成粉后混合均匀。

敷贴方法：每次取加味五倍子散 4g，贴敷脐部，外用医用 3M 敷料固定，每 24 小时换药 1 次，5 次 1 个疗程。

7. 便秘

（1）中医辨证

1）胃肠积热证：因过食煎煿厚味，胃肠积热，灼伤络脉所致。临床以脘腹痞满，或胀痛拒按，大便夹血，色鲜紫或暗红，嘈杂，烦渴，口苦，舌质红，舌苔黄燥，脉滑数或沉实有力，可伴见潮热，烦躁不安，手足心热等为特征。治则以泄热导滞，润肠通便为主。方选麻子仁丸加减：火麻仁 15g，苦杏仁 9g，枳实 12g，大黄 9g（后下），姜厚朴 12g，白芍 15g，桃仁 12g，郁李仁 12g，当归 9g。

2）阴虚肠燥证：因阴液亏虚，肠失濡润所致。临床以大便多日 1 次，干涩难下，状如羊屎，口鼻、咽喉、皮肤等干燥，舌质红而干，舌苔少或焦黄，脉细数等为特征。治则以滋阴润肠通便为主。方选增液承气汤加减：酒大黄（后下）9g，芒硝 3 ～ 6g（冲服），玄参 15g，麦冬 12g，生地黄 15g。

3）阳虚便秘证：因肾阳亏虚所致。临床以畏寒，肢冷，腰膝以下尤甚，大便秘结，小便清长，夜尿多，舌质淡，脉弱等属肾阳虚证之轻者为特征。治则以温肾壮阳通便为主。方可选济川煎加减：当归 15g，牛膝 6g，肉苁蓉 9g，泽泻 6g，升麻 3g，麸炒枳壳 3g。

4）血虚便秘证：因血虚亏损，肠失濡养所致。临床以大便干结、艰涩难下，多日一便，或有便血，舌质淡，脉细涩，伴见面色淡白或萎黄，唇舌爪甲色淡等为特征。治则以养血润燥通便为主。方选润肠丸加减：当归 18g，生地黄 15g，火麻仁 15g，桃仁 12g，麸炒枳壳 9g。

5）气虚便秘证：因久病咳喘，耗伤肺气，脾胃受损所致。临床以食欲不振，腹胀、便秘、久咳不止、气短而促、咳痰清稀、声低、懒言、神疲、乏力、面白无华、舌质淡、舌苔白滑、脉弱，可伴见面部虚浮、下肢微肿，或鼻塞、流涕、嗅觉减退等为特征。治则以益气润肠通便为主。方选黄芪汤加减：黄芪30g，党参15g，陈皮9g，火麻仁9g。

6)气滞便秘证：因七情郁结，或饮食不当，肠道气机阻滞所致。临床以腹部胀痛或窜痛，随情志变化而加重或减轻，肠鸣矢气，得之则舒，大便秘结，脉弦等为特征。治则以顺气导滞通便为主。方选通关导滞散加减：木香9g，槟榔12g，枳壳12g，厚朴12g，大黄(后下)9g，当归9g。

(2)代茶饮

1)属热证者，伴大便干燥、舌红苔黄：决明子9g，牛蒡子9g，火麻仁9g，苦杏仁6g，水煎代茶饮。

2)属虚证者，伴排便无力：炙黄芪6g，肉苁蓉9g，郁李仁9g，紫苏子9g，炙甘草6g，水煎代茶饮。

(3)穴位贴敷

配方：大黄9g，枳实9g，姜厚朴9g。

用法：将药物研末，水调成糊状，敷神阙，每日更换1次，4周为1个疗程。

注意中药外用的皮肤刺激作用，避免皮肤起疱，继发感染；糖尿病病情较重者禁用；皮肤过敏者禁用。

(4)耳穴贴压：实秘可选脾、神门、内分泌、大肠、直肠下段、便秘点；虚秘可选脾、神门、内分泌、大肠、直肠下段、肾、肺。每周1次，每次留置2～4天，2周为1个疗程。双侧耳穴交替贴压。每天按压3～5次，每次4～5分钟。

(5)针刺和电针：选穴：天枢、上巨虚、大肠俞、足三里、支沟。

8.腹胀

(1)中医辨证

1)脾胃虚弱证：因脾胃气虚，中焦失运所致。临床以食欲不振，脘腹痞胀，食后尤甚，大便溏薄或泄泻，神疲、倦怠，舌质淡，脉缓弱，伴见面色萎黄，头晕、乏力，消瘦等为特征。治则以健脾和胃，行气消痞为主。方选补中益气汤加减：党参15g，炙黄芪15g，麸炒白术9g，炙甘草6g，陈皮6g，木香6g，姜厚朴6g。

2)肝胃不和证：因肝胃气机阻滞所致。临床以胁肋胀痛，脘腹痞痛或窜痛，嗳气、呃逆、吞酸，甚或泛吐苦水，脉弦有力，关脉尤甚等为特征。治则以疏肝解郁，行气导滞为主。方选柴胡疏肝散加减：柴胡6g，麸炒枳壳9g，香附9g，陈皮6g，佛手15g，炒白芍9g，茯苓15g，砂仁6g，姜半夏6g，炒麦芽15g，炙甘草 6g。

3）寒热错杂证：因秉质阳虚阴凝，或下焦阴寒内蕴，郁而化热，或复感风热阳邪，上攻头咽胸膈所致。临床以头痛、目赤、咽干、咽痛、频欲作呕，呕吐酸腐、胸膈烦热，或伴见脘腹疼痛，喜温、喜按，大便溏泄，小便清长，下肢酸楚，遇冷则甚等上热与下寒征象同时并现为特征。治则以消胀散痞，清热祛寒为主。方选半夏泻心汤合枳术汤加减：姜半夏 9g，黄芩 6g，干姜 6g，党参 6g，炙甘草 6g，黄连 3g，麸炒枳实 6g，麸炒白术 6g，大枣 4 枚。

4）胃阴不足证：因阴液亏虚，胃失濡润、和降所致。临床以胃脘痞胀或隐痛，善饥、嘈杂、不欲多食，口燥、咽干，呃逆呕哕，气短声微，大便干结，舌质红而干裂，舌苔少或无，脉细数，伴见烦热、懊侬、手足心热，形体消瘦等为特征。治则以养阴益胃，调中消痞为主。方选益胃汤加减：麦冬 12g，北沙参 9g，炙甘草 6g，生地黄 9g，麸炒山药 9g，玉竹 9g，扁豆 15g。

5）饮食停滞证：因暴饮暴食，饮食停滞或积滞于胃肠所致。临床以脘腹或胸膈痞满、胀痛、嗳腐、吞酸，或呕吐馊食，肠鸣、矢气，大便泻而不爽，或吐泻交作，舌苔厚腻，脉滑或沉实有力等为特征。治则以消食和胃，理气化滞为主。方选保和丸加减：炒神曲 15g，炒山楂 18g，姜半夏 9g，陈皮 9g，连翘 9g，茯苓 15g，麸炒白术 9g，麸炒枳实 9g，炒莱菔子 9g，黄连 9g，酒大黄（后下）6g。

（2）代茶饮

1）属虚证者，伴乏力、舌胖：党参 9g，白豆蔻 6g，荜茇 6g，炙甘草 6g，水煎代茶饮。

2）属实证者，伴饱闷、嗳腐、舌苔厚：莱菔子 9g，神曲 9g，焦山楂 9g，炒麦芽 9g，桔梗 6g，水煎代茶饮。

（3）穴位按摩

选穴：合谷、足三里、三阴交。

方法：医者用右手拇指指腹依次按压合谷、足三里、三阴交，力度由轻到重，以感觉酸胀为宜，保持该力度持续按压，或患者自行双手交替取穴按压，每穴每次 1 分钟，早、中餐后 1 小时进行，每天 2 次，连续治疗 3 日。

（4）穴位贴敷

药物：酒大黄。

方法：将适量大黄研为细末，用食醋稀释，调糊制成厚约 0.5cm、大小约 3cm×3cm 的药饼，外敷足底涌泉后用胶布固定。每次 8 小时（时间可视患者具体情况而定），每日 1 次，5 天为 1 个疗程。

（5）耳穴贴压

耳穴：三焦、大肠、双耳交感、内分泌、小肠、胃。

方法：使用王不留行进行贴压。每周1次，每次留置2～4天，2周为1个疗程。双侧耳穴交替贴压。每天按压3～5次，每次4～5分钟。

（6）中药封包

药物：吴茱萸100g。

方法：将吴茱萸用打药机打成细粉，用纱布包裹装入布袋中制成封包，加热至适宜温度，然后嘱患者取平卧位，暴露神阙，保持施治部位卫生，并注意保暖，再将封包放置在神阙处进行外敷治疗，同时持续用红外线照射封包，保持适宜温度，以患者自觉舒适及可耐受为度。注意避免封包温度过高而灼伤皮肤。每次20～30分钟，每天2次，连续干预治疗3日。治疗期间，按时问候患者是否存在不适感，并观察施治皮肤情况。

9. 腹泻

（1）中医辨证

1）肝脾不和证：因肝失疏泄，脾失健运所致。临床以情志抑郁，喜太息，胸胁胀痛，或腹胀，纳呆，便溏不爽，或腹痛欲泻，泻后痛减，舌苔白，脉弦或缓弱等为特征。治则以疏肝理气，健脾止泻为主。方选痛泻要方加减：麸炒白术9g，炒白芍18g，防风6g，陈皮9g。

2）湿热内蕴证：因湿热互结，升降不得，阻滞脏腑经络气机所致。临床以身热不扬，或低热缠绵，午后热甚，身重、疲乏，胸胁或脘腹胀满，不思饮食，口黏或苦，大便不畅，小便涩痛，舌质红，舌苔黄腻，脉滑数，指纹紫滞，或伴见面目黄如橘色，疮疡疔肿反复难已，带下色黄、腥臭、性早熟，遗精等为特征。治则以清热利湿，化湿和中为主。方选葛根芩连汤加减：葛根12g，黄芩6g，黄连6g，姜半夏9g。

3）脾胃虚弱证：因脾胃气虚，中焦失运所致。临床以食欲不振，脘腹痞胀，食后尤甚，大便溏薄或泄泻，神疲、倦怠，舌质淡，脉缓弱，伴见面色萎黄，头晕、乏力，消瘦等为特征。治则以健脾益气，化湿止泻为主。方选参苓白术散加减：党参12g，茯苓9g，麸炒白术9g，桔梗9g，麸炒山药9g，炙甘草6g，炒白扁豆12g，莲子肉9g，砂仁6g，麸炒薏苡仁12g。

4）脾肾阳虚证：因脾肾阳气亏虚，虚寒内生所致。临床以腰酸无力，脐腹冷痛，得温稍缓，久泻不止，或五更即泻，完谷不化，或久痢赤白，或水肿、少尿，舌质淡胖，舌苔白滑，脉迟缓，尺部无力，伴见畏冷、肢凉，面色㿠白等为特征。治则以温肾健脾，固涩止泻为主。方选附子理中汤加减：炮附片6g（先煎），粳米9g,姜半夏9g,炙甘草6g,大枣4枚,补骨脂9g,肉豆蔻9g,吴茱萸3g,醋五味子6g,生姜9g。

（2）代茶饮

1）属脾虚者,伴舌胖、苔腻:草果6g,白扁豆花6g,麸炒薏苡仁18g,水煎代茶饮。

2）属湿热者,伴舌红、苔黄:炒白扁豆6g,葛根9g,甘草6g,槐花6g,水煎代茶饮。

（3）耳穴贴压

选穴:内分泌、神门、肾、脾、交感、胃、小肠、大肠。

方法:每次可选取穴位3～4个。使用王不留行进行贴压,每周1次,每次留置2～4天,2周为1个疗程。双侧耳穴交替治疗。每天按压3～5次,每次4～5分钟。

10.肢体凉麻痛

（1）中医辨证

1）气虚血瘀证:因邪伤正气,或气虚无以运血,血行瘀滞所致。临床以局部刺痛,痛处不移,舌质淡暗或紫,边有瘀点、瘀斑,脉沉细或涩,伴见面色暗淡,身倦、乏力,少气、懒言等为特征。治则以益气活血,化瘀通络为主。方选补阳还五汤加减:炙黄芪30g,当归尾15g,赤芍9g,川芎9g,地龙30g,桃仁9g,红花9g,枳壳9g,川牛膝15g。

2）寒凝血瘀证:因寒凝经脉,气血瘀阻,或阴寒内积所致。临床以肢体、唇舌等苍白、青紫,关节肿胀、冷痛,或局部触及肿块,皮色不变,得温痛减,形寒、畏冷,舌质紫暗,舌苔白,脉沉迟而涩等为特征。治则以散寒通络,祛瘀止痛为主。方选当归四逆汤加减:当归12g,赤芍9g,桂枝9g,细辛3g,通草6g,干姜6g,制乳香6g,制没药6g,制川乌3g(先煎30～60分钟),甘草3g。

3）阴虚血瘀证:因阴液亏虚,兼夹瘀热所致。临床以局部刺痛,或出血夹块,血色紫暗,舌有瘀斑、瘀点,脉细涩,伴见午后低热,或五心烦热,口燥、咽干等为特征。治则以滋阴活血,化瘀通络为主。方选芍药甘草汤合四物汤加减:炒白芍15g,炙甘草3g,生地黄15g,当归9g,川芎9g,木瓜6g,牛膝15g,麸炒枳壳9g。

4）痰瘀阻络证:因痰瘀互结,痹阻脉络所致。临床以心胸憋闷或痛,牵及后背,动辄尤甚,或气上冲咽,自觉有窒息感,心悸、怔忡,眩晕、痰多,时欲呕呃,肢体麻木,面色晦暗,唇甲青紫,舌质紫暗,舌边尖有瘀点、瘀斑,舌苔腻,脉弦滑或结代等为特征。治则以化痰行瘀,蠲痹通络为主。方选指迷茯苓丸合黄芪桂枝五物汤加减:茯苓 18g,姜半夏 9g,枳壳 9g,炙黄芪 30g,桂枝 9g,炒白芍 15g,苍术 9g,川芎 9g,炙甘草 6g,麸炒薏苡仁 30g。

5)肝肾亏虚证:因肝肾两虚,精血、阴液亏损所致。临床以头晕,眼花,耳鸣,健忘,腰膝酸软,肢体麻木、痿软或痉挛,毛发脱落,形瘦、骨立,男子精少、不育,女子经闭、不孕等为特征。治则以培补肝肾,舒筋止痛为主。方选壮骨丸加减:醋龟甲(先煎)15g,黄柏 9g,知母 9g,熟地黄 15g,炒白芍 9g,锁阳 9g,狗骨 9g 或牛骨 9g,牛膝 15g,当归 12g。

6)湿热阻络证:因湿热痹阻经络,浸淫肌肉、骨节所致。临床以发热,渴不欲饮,身重困乏,麻木不仁,甚则患肢肌肉无力、萎缩,或肢体红肿灼痛,可触及索条状物,按之则痛,或肢端红斑、痛痒、糜烂、滋水,或指、趾、腕、踝等处红肿灼痛,出现大小不一、坚硬如石的结节,舌苔黄腻,脉滑数等为特征。治则以清热通络,祛风除湿为主。方选四妙散加减:黄柏 9g,苍术 9g,牛膝 15g,麸炒薏苡仁 30g。

(2)代茶饮:炙黄芪 6g,肉桂 6g,大枣 9g,炙甘草 6g,水煎代茶饮。

(3)中药熏洗:气虚血瘀证、阴虚血瘀证、肝肾亏虚证、痰瘀阻络证可选用四藤一仙汤外洗方加减。

药物制备:海风藤、鸡血藤、忍冬藤、钩藤(后下)各 30g,当归、威灵仙、玄参各 15g,炙黄芪、丹参各 20g。上药水煎 30 分钟后,取汁 500ml,待水温约 38℃时,泡洗患肢,每次 30 分钟,药液随时加温以保持 38℃左右,每日 2 次,15 天为 1 个疗程。若下肢伴拘挛者,加木瓜 9g、伸筋草 12g;若见痛如针刺,痛有定处者,加乳香 9g、没药 9g;若下肢冰凉者,加附片 6g、肉桂(后下)3g、干姜 9g。

寒凝血瘀证、痰瘀阻络证可选用制川乌 15g,花椒、当归各 9g,艾叶、白芷、徐长卿、桂枝、鸡血藤、独活各 30g。水煎后,保持水温 38℃左右,然后进行双足熏洗,每次熏洗时间为 30 分钟,每日熏洗 1 次。

(4)针灸

1)益气通络针刺处方

取穴:脾俞、肾俞、胰俞、膈俞、足三里、三阴交、阴陵泉、血海、阳陵泉、太溪、合谷、曲池等。

功用:益气活血,通络止痛。

适应证:糖尿病周围神经病变(DPN)气虚血瘀证。

操作方法:施捻转之平补平泻法。每日 1 次。

禁忌证:血糖控制不佳者;皮肤过敏、破溃、水肿者;晕针者。

2）温经通络针刺处方

取穴:涌泉、泉中、泉内、阳陵泉、血海、足三里、三阴交等。

功用:温经散寒,通络止痛。

适应证:寒凝血瘀证。

操作方法:施捻转之平补平泻法,出针后加灸。每日1次。

禁忌证:血糖控制不佳者;皮肤过敏、破溃、水肿者;晕针者。

11. 食欲下降

（1）中医辨证

1）脾阴不足证:因久病伤脾,或外邪入里化燥,或饮食劳伤等损及脾阴所致。临床以食后腹胀、纳呆、少食、口渴、涎少、大便干结、舌质红、脉细等属脾阴虚证之轻者为特征。治则以滋养脾阴,扶脾益气为主。方选资生汤加减:麸炒山药30g,玄参9g,麸炒白术9g,炒鸡内金6g,牛蒡子9g。

2）胃阴不足证:因阴液亏虚,胃失濡润、和降所致。临床以胃脘痞胀或隐痛、善饥、嘈杂、不欲多食、口燥、咽干、呃逆呕哕、气短声微、大便干结、舌质红而干裂、舌苔少或无、脉细数,伴见烦热、懊侬、手足心热、形体消瘦等为特征。治则以养阴清热,益胃生津为主。方选麦门冬汤加减:麦冬30g,法半夏6g,党参9g,炙甘草6g,粳米3g,大枣4枚。

3）脾胃虚弱证:因脾胃气虚,中焦失运所致。临床以食欲不振、脘腹痞胀、食后尤甚、大便溏薄或泄泻、神疲、倦怠、舌质淡、脉缓弱,伴见面色萎黄、头晕、乏力、消瘦等为特征。治则以健脾益气,益胃和中为主。方选异功散加减:党参9g,茯苓9g,麸炒白术9g,陈皮6g,炙甘草6g。

4）脾胃虚寒证:因脾胃阳气虚衰,失于温运所致。临床以腹胀、食少、下利稀薄、完谷不化,或脘腹冷痛、喜温、喜按、畏冷、肢凉、面色萎黄、舌质淡、舌苔白润、脉沉迟无力等为特征。治则以温中散寒,健脾和胃为主。方选理中汤加减:党参9g,麸炒白术9g,干姜9g,炙甘草6g。

（2）代茶饮

1）属阴虚者,伴口干、舌红、少津:北沙参9g,麦冬9g,石斛6g,党参6g,炙甘草6g,焦山楂9g,陈皮6g,水煎代茶饮。

2）属阳虚者,伴口淡无味、便溏、畏寒:党参9g,白豆蔻6g,肉豆蔻6g,佛手6g,焦山楂9g,炙甘草6g,水煎代茶饮。

12. 皮肤瘙痒

（1）中医辨证

1）血热风燥证:因偏嗜肥甘辛辣,血热内蕴于皮腠,复加风燥上引、蒸扰所致。临床以头皮瘙痒,头发枯黄、易脱,日见稀疏,或早年谢顶,头屑多而黏滞,舌质红,舌苔薄黄而干,脉弦数或细数,可伴见头部烘热,口干、咽燥,溲黄等为特征。治则以清热凉血,祛风润燥为主。方选消风散加减:生石膏15g(先煎),生地黄15g,当归15g,胡麻仁15g,苍术9g,蝉蜕6g,知母6g,苦参6g,荆芥9g,防风6g,刺蒺藜9g,炙甘草6g。

2)血虚风燥证:因血虚生风化燥,皮毛、筋脉失养所致。临床以皮肤粗糙,干燥脱屑,瘙痒,或枯皱皲裂,毛发干枯脱落,肌肤麻木,手足拘急,舌质淡,脉细,伴见面白无华,爪甲淡白,头晕眼花等为特征。治则以养血润燥,祛风止痒为主。方选当归饮子加减:生地黄15g,熟地黄15g,当归15g,酸枣仁15g,炙黄芪15g,制首乌9g,刺蒺藜9g,炒白芍9g,僵蚕6g,荆芥9g,防风6g,苦参6g,川芎6g,炙甘草6g。

3)脾虚生风证:因药毒、食毒,或饮食不慎,损伤脾胃,或久病伤脾,筋脉失养,引动内风所致。临床以昏睡、露睛,手足微搐,筋惕肉𥆧,口鼻气微,脉迟缓,或伴见呕吐,泄泻,形体消瘦,寐中惊惕,四肢逆冷等为特征。治则以健脾益胃,息风止痒为主。方选玉屏风散合五味异功散加减:炙黄芪18g,太子参15g,麸炒白术15g,茯苓15g,酸枣仁15g,刺蒺藜12g,荆芥9g,防风9g,陈皮6g,地肤子9g,炒鸡内金9g,炒麦芽9g,焦山楂9g,白鲜皮6g,苦参6g,炙甘草6g。

4)湿热下注证:因湿热内蕴,循经下注,侵及膀胱、肠道、子宫、阴部、肛门或下肢等部位所致。临床以腹胀掣痛,腹痛拒按,小便频急涩痛,或大便腥臭烂溏,带下黄臭,月经不调,或肛门、阴部湿疹、瘙痒,或下肢疮疡溃烂,滋水,舌苔黄腻,脉滑数或濡数等为特征。治则以清热泻火,利湿止痒为主。方选龙胆泻肝汤加减:龙胆6g,泽泻9g,柴胡9g,车前子9g(单包),生地黄15g,炒栀子6g,炒黄芩6g,苦参6g,刺蒺藜12g,地肤子9g,甘草6g。

(2)代茶饮

1)属湿热证者,伴舌红、苔黄腻:桑白皮9g,土茯苓9g,荷叶6g,赤小豆18g,炙甘草9g,马齿苋18g,香薷6g,水煎代茶饮。

2)皮肤干燥,怕热者:红花3g,泽兰6g,白蒺藜6g,炙甘草6g,火麻仁9g,桑叶6g,水煎代茶饮。

(3)中药外洗:①蛇床子、地肤子、白鲜皮、苦参各30g,桃仁、红花、甘草各20g,水煎凉至38℃左右时擦洗患处,每次20分钟,每日1次,5天为1个疗程,具有活血化瘀、祛湿止痒功效;②苦参20g,黄芩20g,土茯苓20g,黄柏20g,水煎凉至38℃左右时擦洗患处,每次20分钟,每日1次,5天为1个疗程,具有清热祛湿止痒功效。

13. 焦虑抑郁

（1）中医辨证

1）肝气郁结证：因七情内伤，肝气郁滞所致。临床以情绪低落，闷闷不乐，胸胁或脘腹闷胀，得太息则舒，食欲不振，舌质淡红，舌苔薄白，脉弦等属肝气郁结证之轻者为特征。治则以疏肝理气，散结解郁为主。方选柴胡疏肝散加减：柴胡6g，陈皮6g，川芎6g，炒白芍6g，枳壳6g，香附6g，炙甘草3g。

2）气郁化火证：因气机郁滞，日久化火所致。临床以烦躁、易怒、面红、目赤、口苦、口干，舌质红，舌苔黄，脉弦数，可伴见情绪抑郁，心胸烦热，胸胁胀闷或灼痛，小便赤涩灼痛等为特征。治则以疏肝解郁，清肝泻火为主。方选丹栀逍遥散加减：牡丹皮9g，炒栀子9g，茯苓9g，麸炒白术9g，薄荷（后下）3g，炙甘草6g，柴胡9g，炒白芍9g，当归6g，龙胆6g，大黄（后下）3g，黄连3g，吴茱萸3g，菊花9g，钩藤（后下）9g，刺蒺藜9g。

3）气滞痰凝证：因气机郁滞，痰浊凝聚，痰气互结所致。临床以胸胁、脘腹胀闷或窜痛，咳吐白痰，或肌肤肿硬、麻木，可触及质地柔软的圆滑肿块，舌苔白腻，脉弦滑等为特征。治则以行气开郁，化痰散结为主。方选半夏厚朴汤加减：姜半夏12g，茯苓12g，姜厚朴9g，生姜15g，紫苏叶6g，柴胡6g，麸炒白术12g，炒白芍12g，当归9g，炙甘草6g，薄荷（后下）9g，煨姜9g，海蛤壳15g，紫菀9g，浙贝母9g，陈皮6g。

4）忧郁伤神证：因过度忧郁，损伤神气，或神不守舍所致。临床以情绪低落，神志恍惚，呵欠频作，独处不语，悲忧善哭，心悸，失眠，多梦、易醒，甚则彻夜不寐，哭笑无常，神情淡漠，疲乏、无力，舌质红，舌苔薄，脉弦细，可伴见心胸烦闷，注意力下降，甚或出现幻视、幻听、梦游、夜游等为特征。治则以甘润缓急，养心安神为主。方选甘麦大枣汤加减：炙甘草9g，淮小麦30g，大枣10枚，酸枣仁30g，柏子仁9g，茯神9g，龙骨（先煎）15g，牡蛎（先煎）15g，当归9g，炒白芍9g。

5）心脾两虚证：因体虚或久病虚损，心脾气血阴阳亏虚所致。临床以心悸、怔忡、神疲、眩晕、少寐、多梦，呵欠频作，健忘，食少，腹胀，便溏，面色淡白，烦劳则甚，舌质淡或嫩，脉弱或细，可伴见产后焦虑、忧郁，悲伤欲哭，月经量少、色淡，淋沥不断，或梦交、遗精、阳痿、早泄，眼睑振跳，或痫病反复发作等为特征。治则以健脾养心，补益气血为主。方选归脾汤加减：麸炒白术9g，当归9g，茯神9g，炙黄芪12g，远志6g，龙眼肉12g，酸枣仁12g，党参6g，木香6g，炙甘草3g，生姜6g，大枣3枚。

6）心肾阴虚证：因心肾两虚，阴液亏耗所致。临床以五心烦热，甚则潮热、盗汗、心悸、怔忡、烦躁不安、少寐、多梦、耳鸣如潮、腰膝酸软、口干、咽燥、形体消瘦、舌质红、舌苔少、脉细数无力等为特征。治则以滋阴降火、养心安神为主。方选天王补心丹合六味地黄丸加减：党参 15g，茯苓 15g，玄参 9g，丹参 9g，桔梗 12g，远志 15g，当归 9g，醋五味子 6g，麦冬 15g，柏子仁 12g，酸枣仁 30g，生地黄 12g，熟地黄 12g，麸炒山药 12g，牡丹皮 6g，泽泻 9g，酒萸肉 9g，黄连 3g，肉桂（后下）3g。

（2）食疗方

1）淮小麦 60g（浸软，碾碎），大枣 10 枚，甘草 6g，共煮 1 小时，去甘草，喝汤食枣。用于心脾不足之郁病。

2）鲜百合 50g，蒸熟服之。有利于抑郁情绪的改善。

（3）代茶饮

1）属实证者，伴焦躁不安、易怒、舌红苔黄：竹叶 3g，百合 9g，决明子 9g，炙甘草 6g，夏枯草 6g，水煎代茶饮。

2）属虚证者，伴情绪抑郁、低落、沉默：淮小麦 30g，炙甘草 9g，大枣 9g，淡竹叶 3g，水煎代茶饮。

（4）耳穴：取穴：心、枕、皮质下、肝、内分泌、神门。每次选 3～5 穴，毫针刺，留针 20 分钟。恢复期可用埋针法或压丸法。

（5）针灸

主穴：百会、印堂、水沟、内关、神门、太冲。

肝郁气结：太冲、期门、肝俞、大陵。

肝郁化火：太冲、期门、行间、侠溪。

气滞痰郁：太冲、丰隆、阴陵泉、天突。

肝郁脾虚：太冲、期门、脾俞、足三里。

忧郁伤神：肝俞、心俞、神门、三阴交。

（6）传统运动：散步、慢跑、八段锦、太极拳、五禽戏等均可适当选用，以帮助患者调畅情绪，改善体能，促进疾病康复。

（7）穴位刺激调控法：医师采用穴位神经刺激仪，刺激频率 40～50Hz，将导电黏胶贴片贴于患者双侧内关或劳宫，刺激强度的设定以患者能耐受的强度为宜。开始进行穴位刺激后，让患者回忆第一次患郁病时的经历，回忆重大的精神刺激或所经历生活事件，使患者将精神刺激带来的压力降到最低程度，然后采用认知疗法，改变患者由错误认知带来的负面情绪，使郁病得以较快缓解。

（8）中医心理治疗：包括顺情从欲、说理开导、释疑、顺意、怡悦、暗示等法；

可以采用中医认知行为治疗(TCM-CBT)等。

(9)音乐疗法:音乐疗法通过乐曲的节奏和音调缓解患者的抑郁状态,帮助患者减轻焦虑、抑郁等不良情绪。有条件的医疗机构可结合患者兴趣、接受能力与欣赏水平,以音乐疗法转移患者的注意力,舒缓低落或急躁的情绪。其中,情绪低落者可选用豪放类音乐,情绪急躁者可选用抒情类音乐。

(三)中医适宜技术

中医适宜技术是指在中医理论指导下,以中医方法和中医手段为主要措施,进行疾病预防、治疗、康复的技术项目,通常指安全有效、成本低廉、简便易学的中医药技术,具有"简、便、效、廉"的特点,又称"中医药适宜技术""中医传统疗法""中医保健技能""中医特色疗法""中医民间疗法",是祖国传统医学的重要组成部分。

1. 针刺法　包括体针、头针、耳针、足针、腕踝针、电针等。中医学治疗疑难病,常以针药并用、内外同治获得最佳疗效。

2. 推拿疗法　包括头部推拿、腹部推拿、捏脊、拨筋点穴等。

3. 中药外治疗法　包括灌肠疗法、药摩疗法、熏洗疗法、药浴疗法、香熏疗法、外敷疗法、溻渍疗法等。

4. 药膳食疗法　包括药膳烹饪、中药食疗、中药代茶饮等。

5. 传统功法　包括太极拳、易筋经、八段锦、五禽戏、六字诀、心身桩等。

(四)中医药疗效的临床评估

随着医疗技术水平的不断发展,疗效判定已成为临床医师判断治疗效果和制订后续治疗方案的重要参考依据。针对纳入"三师共管"的糖尿病患者,中医师可采用中医症状积分标尺、中医证候积分量表以及糖尿病患者生命质量量表对中医药治疗进行疗效评估,进一步量化疗效评价指标,以达到客观评价中医药治疗的作用,为"三师共管"的中医药治疗提供更科学、准确的依据。

1. 中医症状积分标尺　中医症状积分标尺是评估临床症状改善的单维度测量评估工具(图3-1)。中医症状积分标尺具有准确、简便易行、灵敏度高等特点。中医症状积分标尺对临床症状的程度从0分到10分进行评估,按严重程度分为"无""轻度""中度""重度"4个等级。首次就诊的患者,在治疗前通过中医症状积分标尺对临床症状的程度进行评估,治疗后再次采用中医症状积分标尺进行评估,比较治疗前后的程度改善,若下降一个程度以上则视为有效,反之则视为无效。

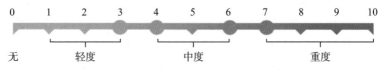

图 3-1　中医症状积分标尺示意图

2. 中医证候积分量表　中医证候积分量表采用分值评估的方法,根据症状的轻重、频率等指标进行评分。评分方法可根据不同的症状特点进行调整,确保评分的准确性与可靠性。评分指标的得分根据患者的症状表现累计计算总分,根据分值反映患者的症状程度。

证候疗效判定标准:

(1)临床痊愈:中医临床症状、体征消失或基本消失,证候积分减少≥95%。

(2)显效:中医临床症状、体征明显改善,证候积分减少≥70%。

(3)有效:中医临床症状、体征均有好转,证候积分减少≥30%。

(4)无效:中医临床症状、体征均无明显改善,甚或加重,证候积分减少<30%。

计算公式:证候积分减少比例 =[(治疗前积分-治疗后积分)÷治疗前积分]

3. 生命质量量表

(1)普适性量表——健康状态标准化量表

EQ-5D-5L 健康状态量表能够较为客观地反映中医药治疗糖尿病的特点及优势。该量表主要由两部分组成:EQ-5D 描述系统和 EQ-5D 视觉模拟量表。① EQ-5D 描述系统以 5 个维度来描述健康状态,而这 5 个维度分别为行动能力、自我照护、日常活动、疼痛 / 不适、焦虑 / 抑郁。问卷要求受访者根据自己的健康状态,在每个维度中选择最适合自己的选项。② EQ-5D 视觉模拟量表则用以评估受访者总体健康状况,即在一条垂直的标尺上,记录受访者的自评健康状态。标尺的刻度是 0 ～ 100,0 表示"您想象中最差的健康状态",100 表示"您想象中最好的健康状态"。受访者的自评信息可用作健康结果的定量指标。

（2）特异性量表——糖尿病患者生命质量特异性量表

生命质量能够较为客观反映中医药治疗糖尿病的特点及优势。生命质量特异性量表（DSQL）采取结构化的决策方法，从生理维度、心理维度、社会关系维度及治疗维度等4个维度构建糖尿病患者的生命质量评价系统。DSQL采用Likert 5级计分法，从1分（根本没有）到5分（总是有），总计27～135分，分值越低表示生命质量越高，分值越高表示生命质量越低。

第四章

健康管理师

一、资质和条件

1. 护理学、营养学、临床医学、中医学等相关医学专业毕业,大专以上学历。

2. 有护士资格证、营养师资格证或健康管理师资格证。

3. 具备营养、运动、康复、心理方面的专业知识,有内分泌糖尿病科工作经历或糖尿病教育相关经验者优先。

二、诊疗内容

健康管理师是负责健康和疾病的监测、分析、评估以及健康维护和健康促进的专业人员。三师共管门诊的健康管理师可由糖尿病专科培训的护士、营养师或公共卫生医师担任,主要负责糖尿病患者的病情评估、健康教育、危险因素干预和随访管理等工作。具体如下:

1. 协助专科医师和中医师问诊。

2. 协助患者院内就诊。

3. 建立与完善患者档案信息。

4. 患者评估并完成个体化健康教育。

5. 互联网平台使用的技术支持。

6. 患者院外管理服务的随访,如饮食、运动、药物使用、血糖监测等。

7. 生命质量相关量表的填写与随访。

三、健康教育

健康教育主要包括糖尿病患者的评估、发现问题 / 明确目标 / 制订计划、执行、评价、记录等内容。患者接受教育的频次应在每年 6 次以上。

(一)评估

1. 现病史和既往史　糖尿病的病程、并发症和合并症;其他重要疾病;家族史;主要治疗经过,尤其是因糖尿病引起的住院或急诊就诊;药物使用;近期检验检查数据资料等。

2. 生活习惯与健康行为　工作状况,居住情况,烟酒嗜好,食物偏好,运动习惯等。

3. 认知能力和身体限制　读写能力,理解力及 APP 使用能力;视力、听力或其他障碍,影响糖尿病自我管理实现。

4. 糖尿病知识及健康态度　糖尿病知识了解或运用的情况;对糖尿病严重性的认知与态度;对并发症及合并症的认知与态度。

5. 自我管理的基础能力　对糖尿病诊断及相关并发症的接受程度;了解自我管理糖尿病是否有意愿参与;心理情绪的状态等。

6. 自我管理的意愿与行动能力　监测血糖并自我判断的能力;药物使用的正确性;饮食和运动等调整的参与度和依从性。

7. 社会支持系统　经济收入;家庭、亲友等对治疗的支持程度。

(二)发现问题,明确目标,制订计划

经由以上评估,确认患者存在的糖尿病自我管理的问题;针对问题,与患者共同讨论,明确解决方案及管理目标;为患者制订个体化的管理计划,确定评估的周期,定期评价。

(三)执行

1. 与患者共同讨论发现糖尿病管理中的问题。

2. 明确自我血糖监测的重要性,参考患者的用药情况、生活习惯等确立个

性化的自我血糖监测方案;提供即时线上咨询;通过自我血糖监测的执行与学习,患者能接近或实现血糖控制目标。

3.认识低血糖的表现,学会预防和处置,并避免严重低血糖。

(四)评估

1.患者复诊时,进行病情随访和评估,包括糖尿病知识、技能和行为调整的实际应用,检验检查数据。

2.依据血糖监测记录,持续评估患者自我管理目标实现的进度与阻碍情况。

(五)记录

将对患者进行健康教育的内容,采集患者基本信息、症状及生命质量量表等,完整录入管理系统。

四、血糖监测

血糖监测是糖尿病管理中的重要组成部分,可帮助评估糖尿病患者糖代谢紊乱的程度,制订合理的降糖方案,反映降糖治疗的效果并指导治疗方案的调整。

临床上,血糖监测包括毛细血管血糖监测、持续葡萄糖监测(CGM)、糖化血红蛋白(HbA1c)和糖化白蛋白(GA)的检测等(表4-1~表4-3)。医师根据患者的年龄、病程、合并症及并发症、治疗药物、低血糖耐受性等进行综合评估,确定个体化的血糖控制目标。本节仅对糖尿病患者自我居家的日常检测时间和频率给予参考建议。如自我监测血糖出现以下情况,应给予治疗的建议和指导,必要时建议尽快就医。

(1)紧急低血糖:测量值< 3.9 mmol/L。

(2)紧急高血糖:测量值> 16.7 mmol/L。

(3)低血糖风险:测量值3.9 ~ 4.4 mmol/L。

(4)高血糖风险:测量值10 ~ 16.7 mmol/L。

(5)1 个月未测:连续没有测量值(自有血糖仪除外)。

(6)根据患者情况,自定义随访时间。

表 4-1 毛细血管血糖监测时不同监测时间的适用范围

监测时间点	适用范围
餐前	血糖水平很高或有低血糖风险时
餐后 2 小时	空腹血糖已获良好控制，但糖化血红蛋白仍不能达标者；需要了解饮食和运动对血糖的影响者
睡前	注射胰岛素（特别是晚餐前注射）患者
夜间	胰岛素治疗已接近达标，但空腹血糖仍偏高者；疑有夜间低血糖者
其他	出现低血糖症状时；剧烈运动前后

表 4-2 不同治疗方案人群毛细血管血糖监测的原则

不同治疗方案人群	监测原则
生活方式干预者	可根据需要有目的地通过血糖监测了解饮食控制和运动对血糖的影响，从而调整饮食和运动方案
使用口服降糖药者	可每周监测 2～4 次空腹血糖或餐后 2 小时血糖
基础胰岛素治疗者	应监测空腹血糖
预混胰岛素治疗者	应监测空腹和晚餐前血糖
特殊人群	个体化的监测方案

表 4-3 几种常见的自我血糖监测频率表

	早餐 前	早餐 后	午餐 前	午餐 后	晚餐 前	晚餐 后	睡前
星期一	√	√					
星期二							
星期三	√			√			
星期四							
星期五							
星期六	√					√	
星期日							

	早餐		午餐		晚餐		睡前
	前	后	前	后	前	后	
星期一	√	√		√		√	
星期二							
星期三							
星期四							
星期五							
星期六							
星期日							

	早餐		午餐		晚餐		睡前
	前	后	前	后	前	后	
星期一							
星期二	√	√					
星期三			√	√			
星期四					√	√	
星期五							
星期六							
星期日							

	早餐		午餐		晚餐		睡前
	前	后	前	后	前	后	
星期一							
星期二							
星期三	√	√	√	√	√	√	√
星期四							
星期五							
星期六							
星期日							

	早餐		午餐		晚餐		睡前
	前	后	前	后	前	后	
星期一							
星期二							
星期三							
星期四							
星期五							
星期六	√	√	√	√	√	√	
星期日	√	√	√	√	√	√	

五、饮食管理

科学合理的膳食是控制血糖的重要组成部分,营养治疗也是糖尿病的重要治疗措施。合理膳食是指以谷类食物为主,辅以高膳食纤维、低盐低糖低脂的多样化膳食模式。

1. 控制总能量,以达到或维持机体理想体重为宜。

$$理想体重(kg)= 身高(cm)-105$$

2. 均衡营养,掌握粗细搭配。

3. 增加膳食纤维、维生素、矿物质的摄入。

4. 提倡少食多餐,定时定量进餐。

5. 饮食宜清淡,低脂少油,少糖少盐。

6. 限制饮酒,坚决戒烟。

饮食注意事项:

1. 至少一日三餐,定时定量;容易出现低血糖的患者,可从正餐匀一部分主食作为点心。

2. 主食应定量,不是越少越好;粗细粮应合理搭配,吃粗粮也不是越多越好。

3. 选择糖尿病专用食品时,相应减少主食量,不可以不限量随便吃。

4. 烹调时少用动物油,植物油也应限量使用,不可以不限量随便使用,每人每日 25 ～ 30g。

5. 关于水果,一般建议餐后血糖低于 10 mmol/L 且波动不大时再吃,且应在两餐之间吃,并扣除相应量的主食。

6. 关于稀饭、面线糊,不是完全不能吃。当然,如果患者胃肠条件允许的话,尽可能吃干的食物。

7. 糖尿病合并肾病者,应限制或减少蛋白质的摄入。

8. 糖尿病的饮食控制是终身的,切莫为贪一时之快而放纵自己。

糖尿病饮食属于称重饮食,能量摄入应根据患者的性别、年龄、身高、体重、活动情况及病情而定,建议找营养师、内分泌糖尿病专科医师制订个性化食谱。

六、运动管理

运动管理的主要原则包括:

(1)糖尿病运动干预应确保患者安全,提高治疗的有效性,遵循"循序渐进、量力而行、持之以恒"的原则。

(2)糖尿病运动干预以中等强度及以上的有氧运动为主,每周至少 150 分钟,运动形式的选择应基于患者的个人喜好及机体健康状况综合考虑。

(3)糖尿病运动处方的制订应遵循个体化原则,由内分泌糖尿病专科医师、中医师及健康管理师共同制订,健康管理师指导实施。

(4)糖尿病运动干预计划的调整应遵循"由少至多、由轻至重、由简至繁、有周期性及适度恢复"的原则。

(一)适宜人群

糖耐量减低者,无显著高血糖和并发症的 2 型糖尿病患者,以及稳定的 1 型糖尿病和稳定的妊娠糖尿病患者。

(二)相对禁忌人群

1. 血糖很高或波动明显者。

2. 眼底出血、视网膜剥离及青光眼患者。

3. 糖尿病肾病患者。

4. 血压明显升高者。

5. 有严重或新发心脏病者。

6. 明显糖尿病神经病变者。

7. 糖尿病足患者。

8. 糖尿病急性并发症者。

9. 严重肺气肿通气／换气障碍者。

10. 新近发生过血栓、经常有脑供血不足者。

11. 急性感染如上呼吸道感染、泌尿系统感染患者。

12. 妊娠、腹泻、呕吐等患者。

(三)运动前评估检查

1. 病史　严重低血糖,运动后心慌胸闷、晕厥,糖尿病溃疡史。

2. 体格检查　年龄、体重、心率和静息血压、下肢水肿及动脉搏动。

3. 指标　HbA1c、肾功能、血糖、血脂。

4. 慢性并发症　前负荷试验检测心血管病、神经病变。

5. 合并症　高血压、心脑血管病。

6. 辅助检查　心电图(ECG)、眼底检查、关节检查。

(四)运动形式、时间及频率

1. 有氧运动　成年糖尿病患者应进行每周至少 150 分钟的中等强度或以上有氧运动,每次有效运动时间为 30 ～ 60 分钟,每周运动至少 3 次,间隔时间不超过 2 天。

2. 抗阻运动　糖尿病患者的抗阻运动最好在监督下进行,推荐每周至少 2 次,运动间隔时间不宜超过 3 天,运动部位尽可能包含上肢、下肢、躯干等主要肌肉群,运动强度宜选择中等强度或根据个体情况选择,每次抗阻运动总时长以 30 分钟为宜。

3. 平衡运动及拉伸运动　平衡运动有助于减少摔倒风险,尤其适用于年龄 50 岁以上糖尿病周围神经病变患者。拉伸运动通过柔和的肌肉拉伸和慢动作练习,可增加肌肉柔韧性及关节活动范围,减少运动相关损伤。建议每周至少进行 2 ～ 3 次平衡运动及拉伸运动。中国传统养生运动项目如太极拳、易筋经、八段锦、五禽戏等,可兼顾平衡运动及拉伸运动。

(五)运动管理的实施流程

运动管理的实施流程包括运动前评估、运动处方的制订、运动执行和管理、定期评估和方案调整。

1. 运动前评估 运动前应进行必要的健康评测、运动风险（主要为心血管病及跌倒风险等）评估、运动能力（主要为心肺运动能力及肌肉力量）评估及运动行为（主要为运动喜好、运动自我效能等）评估等，有助于保证运动治疗的安全性与科学性。

2. 运动处方的制订 根据基础运动量、运动能力及运动习惯等情况，结合患者自身疾病状况及目标设定，依据运动类型、运动强度、运动时间和运动频率等要素为患者选择和制订合适的个体化运动处方（表4-4）。

3. 运动执行和管理 健康管理师对患者进行运动实践（尤其在运动强度达标方面）指导及定期回访，监督和评估运动依从性。鼓励应用数字化相关运动健康管理系统，借助线上管理平台、手机应用程序、可穿戴设备等对运动实施进行监督、反馈和指导。

4. 定期评估和方案调整 每隔3～6个月对患者进行运动能力及健康状况评估，调整运动处方。其中，对于抗阻运动，运动能力评估的间隔时长可适当缩短。

表 4-4　运动处方的制订

运动处方
患者信息：
运动目标：
运动计划：
运动项目：
运动强度：
运动频率：
运动持续时间：
运动注意事项：
运动方案的调整：

（六）注意事项

培养规律、定时、定量运动的习惯，避免饥饿或饱腹运动。

运动时随身携带糖尿病救助卡、糖果、点心等,以防发生低血糖;有任何不适(如心慌、冒虚汗、全身乏力、憋气、下肢疼痛等)时,都应立即停止运动。必要时就近就医,以免发生意外。

(七)特色养生功法——心身桩

心身桩属于一种运动锻炼功法,由杨叔禹创立,是在站桩静功基础上,融入八段锦部分动作而成,可以增加肌肉阻抗,达到"动静结合,心身合一"的目的。心身桩具有易学易练的特点,没有场地和器具要求。练习后可微微汗出,神清气爽,心身舒畅。心身桩动作演示视频可扫描附录4中的心身桩二维码观看。

第五章

糖尿病"睡眠 - 胃肠 - 情志"症候群整体诊疗方法的建立与应用

糖尿病患者除了血糖等代谢指标异常外,往往伴随着一系列症状,这些症状可能与糖尿病直接或间接相关。改善糖尿病患者的常见症状,不仅能提高患者生命质量,而且有利于血糖等代谢指标的控制。

一、"睡眠 - 胃肠 - 情志"症候群的发现

杨叔禹在多年诊疗糖尿病患者的过程中发现,糖尿病患者常常伴随"失眠""功能性胃肠病""情志异常"三组症候群同时出现。按照中医学理论分析,疏泄功能失调引起气机紊乱,是糖尿病患者失眠、胃肠功能失调和情志异常的关键环节。这三组症状相互联系、互为因果、叠加放大,往往影响患者的血糖控制和生命质量。

杨叔禹将这类主要由疏泄功能失调引起的症候群称之为"疏泄失调三联征",而针对"疏泄失调三联征"进行治疗,在临床上取得较好疗效。

(一)"睡眠 - 胃肠 - 情志"症候群

1. 失眠症候群 属于中医"不寐""不得卧"范畴,主要以失眠为主,表现为睡眠时间、深度的不足,轻者入寐困难,或寐而不酣,时寐时醒,或醒后不能再寐;重者则彻夜不寐。一项纳入了 71 项临床研究的系统分析表明,高达 39% 的 2 型糖尿病患者出现失眠及失眠症候群,其患病率为一般人群

的 4 倍。

2. 情志失调症候群　属于中医"郁证"等范畴,主要表现为抑郁、焦虑。一项关于中国 2 型糖尿病人群抑郁症流行病学的荟萃分析显示,中国 2 型糖尿病人群中抑郁症患病率为 27%。

3. 胃肠症候群　属于中医"脾胃病"范畴,主要以功能性胃肠病(FGID)为主,是一类临床表现有消化道症状,但经临床综合检查无器质性疾病或无法通过生化异常解释的消化系统疾病,具有发病率高、疾病诱因多、症状迁延、难以有效根治等特点。功能性胃肠病包括功能性消化不良、肠易激综合征、功能性便秘等。临床研究发现,高达 50% 的血糖控制欠佳的 2 型糖尿病患者出现功能性胃肠病。

(二)"睡眠 - 胃肠 - 情志"症候群合并出现

1. 睡眠 - 情志共病　失眠抑郁共病的发病率逐年上升。失眠抑郁共病是一种主要表现为持续的情绪低落、无法获得正常睡眠的精神疾病。近期证据显示,约 41% 的失眠患者伴有抑郁,约 90% 的抑郁患者存在失眠。

2. 睡眠 - 胃肠共病　"胃不和则卧不安",早在《黄帝内经》中已经发现两者存在联系。新近报道表明,68% 的功能性消化不良患者伴有睡眠障碍,而失眠患者胃肠道症状的发生率高达 79%。

3. 胃肠 - 情志共病　焦虑、抑郁和功能性胃肠病共病的概率较高。目前认为,功能性胃肠病与精神心理因素关系密切。功能性胃肠病与精神心理障碍共病的比例高达 50%,其中最为常见的为抑郁、焦虑。

4. 睡眠 - 胃肠 - 情志共病　"百病生于气",工作与生活压力的增加、糖尿病的诊断和治疗等,都会引起睡眠障碍、糖尿病功能性胃肠病等心身共病,且伴有睡眠障碍的患者更易并发焦虑、抑郁等精神症状(图 5-1)。糖尿病患者的睡眠质量及情绪障碍,可给予抗焦虑、抗抑郁治疗,但往往对血糖产生复杂的影响。

情绪障碍 - 失眠 - 功能性胃肠病症候群,既降低患者生命质量,也成为血糖波动并难以控制的诱因之一。失眠也会增加糖尿病的风险。长期失眠通过影响机体而降低对胰岛素的敏感性,从而加速病情进展。一项荟萃分析发现,睡眠质量差、睡眠时间过短和睡眠时间过长与 2 型糖尿病患者糖化血红蛋白水平升高相关。

疏泄失调三联征
失眠/功能性胃肠病/抑郁焦虑三联征

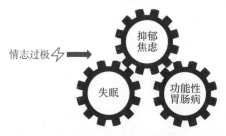

情志过极

抑郁焦虑

失眠

功能性胃肠病

合并出现　互为因果　叠加放大

图 5-1　三组症候群的相互作用

抑郁症和 2 型糖尿病之间存在双向关联,即抑郁症预示着糖尿病的发生风险升高,而糖尿病也是抑郁症的高风险因素。血糖控制与糖尿病胃排空存在着双向关系,即高血糖可导致胃排空延迟,而胃排空紊乱也会影响血糖控制。

5. 多中心的临床数据　整理厦门大学附属第一医院、厦门市中医院、厦门市第五医院、安溪县中医院、南安市中医院等多家医院糖尿病三师门诊病案,统计 222 例糖尿病及各类门诊病例发现,从分布频率上看,情绪障碍、失眠、功能性胃肠病常常合并出现。在主诉为睡眠障碍的患者中,有 61% 合并脾胃病症状,其中胃系症状占 57%,脾系症状占 43%(图 5-2);充分说明这些症状合并出现的普遍性。

通过构建症状分布复杂网络,我们发现,眠浅易醒、入睡困难、醒后难眠是失眠的主要症状,腹胀、口干、嗳气酸馊是脾胃病的主要症状,嗳气酸馊常伴眠浅易醒,而腹胀纳呆常伴入睡困难(图 5-3)。

收集2018—2020年,共计222份失眠主诉门诊病例

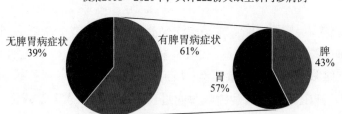

无脾胃病症状
39%

有脾胃病症状
61%

脾
43%

胃
57%

61%的患者兼具脾胃病症状,其中脾系症状占43%,胃系症状占57%

图 5-2　门诊病例症状分布频率

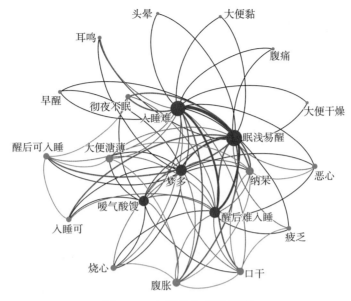

图 5-3　症状分布复杂网络

二、中医疏泄理论和"睡眠 - 胃肠 - 情志"症候群

针对"睡眠 - 胃肠 - 情志"症候群,杨叔禹总结多年临床经验,逐步形成"心身疏泄"学说并用以认识和指导诊疗。

(一)疏泄理论概述

疏泄一词,源于《素问·五常政大论》所载"土疏泄,苍气达",指的是一种自然现象。后世医家逐渐把"疏泄"这一理论运用到描述人的情绪和身体之间的关系。杨叔禹在继承前贤的基础上,逐步探索"心身疏泄"学说,指导心身疾病的诊疗。

(二)疏泄的功能

"疏者,通也",包含疏通五脏、疏通腠理、疏通经络、疏通气血等。

"泄,泄水也",作用为"泄夺其有余",包括津液输布、胆汁排泄、男子排精、女子月事等。

疏泄的主要功能包括:①调畅气机;②调节情志;③促进脾胃消化;④促进血液运行、津液输布;⑤调节生殖功能。

（三）疏泄失调症候群

1. 疏泄失调情志症候群（郁证） 属于中医"郁证"范畴。肝主疏泄,调畅情志,故疏泄功能是情志调节的关键。"凡病之起也,多由乎郁,郁者,滞而不通之义。""郁"多由压力引起。七情致病,情志异常,会影响气机疏泄,产生肝气郁结等病理变化。肝郁气滞,出现心情郁闷、胁肋胀痛、失眠多梦;肝郁化火,出现烦躁易怒、口干口苦、五心烦热;肝火犯胃,出现胃胀、嗳气。

2. 疏泄失调失眠症候群（不寐） 失眠即不寐,亦称不得眠、不得卧、目不瞑等,是由于外感或内伤等,致使心、肝、胆、脾、胃、肾等脏腑功能失调,心神不安,以致经常不得入寐的一种病症。气机升降出入,无器不有。阳入于阴则寐,阳出于阴则寤。营卫出入节律紊乱,就出现失眠。心藏神,肝藏魂,气血不足或气机逆乱,都可影响"五脏藏神"的功能,出现失眠。肝藏血、主疏泄,是人体内气机升降的枢纽,包括营卫的输布调节。肝失条达,气郁不舒,郁而化火,火性上炎,扰动心神;或胃气不和,痰热上扰,心神不宁;或思虑太过,心血暗耗,心神失养,神不守舍,故夜难入眠。病理变化总属阳盛阴衰,阴阳失交。

3. 疏泄失调胃肠症候群 属于中医"痞满""腹胀""腹痛""腹泻""便秘"等范畴,与脾虚失运、胃失和降,肝气郁结密切相关。中医理论认为,脾主升清,胃主降浊,小肠主顺达,大肠主传导,肝主疏泄,肾主关约,共同维持消化功能。肝失疏泄,脾失健运,是胃肠症候群的主要病机。肝气犯胃,则胃脘胀满,攻撑作痛,脘痛连胁,嗳气频繁,大便不畅,每因情志因素而疼痛发作;气机郁滞,则胃脘胀满,嗳腐吞酸,或呕吐不消化食物,或大便不爽。

（四）中医"心身疏泄"学说的现代认识

1. 现代应激理论 应激指机体面对各种不利因素刺激所产生的一系列防御反应。慢性应激可能会严重扰乱个人的生理和心理平衡,通常与心血管病的进展以及抑郁症、神经退行性疾病等中枢神经系统疾病的发生密切相关。

经典的应激途径包括下丘脑-垂体-肾上腺轴（HPA）和交感神经系统（SNS）激活为主的两种方式。其中,HPA轴的激活已被广泛认为是应激反应的主要生理机制之一。此外,应激作为一种全身性、非特异性炎症反应,同时伴随促炎性细胞因子的分泌增加,而这将进一步损害交感神经系统中神经元的传递和可塑性。

2. 脑 - 肠 - 菌群轴学说　2 型糖尿病也被认为是一种肠道疾病。肠道激素 - 肠促胰岛素在 2 型糖尿病的病情变化中起着重要作用。胰高血糖素样肽 -1（GLP-1）和肠抑胃肽（GIP）是与糖尿病相关的重要激素，而针对这些激素的激动剂也已被开发用于糖尿病的治疗。

中枢神经系统和肠神经系统通过脑肠肽进行双向沟通。当面临压力时，大脑可能通过脑 - 肠轴调节皮质醇的分泌，改变肠道微生物的组成，影响免疫细胞的活动。同样，某些益生菌改善肠易激综合征和神经精神疾病的证据亦表明了脑 - 肠 - 菌群轴的作用。肠道菌群在肠神经系统与中枢神经系统的双向应答中不可或缺。此外，肠道菌群还可通过脑 - 肠轴影响大脑信号的调节。

三、"睡眠 - 胃肠 - 情志"症候群合并治疗的优势

将三组症候群视为一个"综合征"，采用合并治疗的策略和方法，在疗效、疗程、卫生经济学、就医体验等方面都具有优势。

1. 整体治疗，提高疗效　"睡眠 - 胃肠 - 情志"症候群整体治疗取得良好的疗效。杨叔禹在多年临床经验基础上，根据"间者并行"的原则，采用经方合方的方法治疗糖尿病合并三联征，初步取得了可观的临床疗效，获得了患者的认可。

2. 节省费用，方便患者　患者一站式解决，感受和体验更好；可以减轻患者多科求医造成的经济负担和时间成本。

3. 三师门诊，提升效率　按现代诊疗规范的医院分科，这三组症候群可以分属内分泌糖尿病科、消化科、神经内科及精神心理科等多个专科或专业。但是三者互有关联、互为因果、互相影响，所以，整体治疗，较之单一、孤立、割裂治疗，诊疗方案更优化，诊疗效率也显著提高。"三师共管"门诊的开设，避免了患者疲于奔波，提高了就诊效率，促进了医医、医患交流。

将中医干预加入糖尿病的管理并采用"三师共管"的模式，可以协助西药管理患者的血糖，改善患者的症候群，提高患者的生命质量，大大优化了患者的就诊流程，同时多方配合共同提升患者治疗的依从性及满意度，为"以患者为中心"的糖尿病管理提供了可供参考的范例。

四、"睡眠 - 胃肠 - 情志"症候群诊疗方法的应用

(一)抓主症,首辨虚实

无论郁证、不寐或脾胃病,症状繁多,证型复杂,临床上应尽量化繁为简,执简驭繁。

1. 失眠症候群

主要症状:可分三大类,即以入睡困难为代表的"睡不着",以眠浅易醒为代表的"睡不深",以睡眠 / 觉醒节律失调为代表的"睡不得"(如长期熬夜、倒班,昼夜节律紊乱)。

主要病种:失眠。

评价工具:阿森斯失眠量表(Athens Insomnia Scale,AIS)。

中医辨证:当临床上出现"三联征"时,杨叔禹遵循张景岳"首辨虚实"的思想,将失眠的辨证分型化繁为简,分为"实证""虚证"和"虚实夹杂证"。具体辨证如表 5-1 所示。

表 5-1　失眠虚实辨证

	主症	舌脉
实证	入睡困难	舌红苔黄,脉弦、滑、数
虚证	早醒、眠浅易醒	舌淡、暗,苔白,脉沉、弦、细
虚实夹杂证	入睡困难、早醒	舌红,苔黄,脉弦、滑、细

2. 胃肠症候群

主要症状:包含上消化道和下消化道症状。①上消化道症状:胃痛、胃胀、嗳气、反酸、烧心、早饱、恶心、嗳腐吞酸、胃中嘈杂、纳差、乏味、厌油腻、善食易饥、吞咽困难、呃逆;②下消化道症状:腹痛、腹胀、肛门灼热、里急后重、排便不爽、痛泻、矢气、便秘、腹泻。

主要病种:功能性胃肠病包括了功能性消化不良、肠易激综合征、胃食管反流病、功能性便秘、中枢介导的胃肠道疼痛、胆囊疾病等 6 大类 33 种疾病症候群。

评价工具:罗马Ⅳ推荐的相关量表。

中医辨证:当临床上同时出现"失眠""情绪障碍""功能性胃肠病",即

"三联征"时,杨叔禹遵循疏泄功能失调导致气机紊乱的思想,按照"疏泄太过"(功能亢进)与"疏泄不及"(功能减退)的思路,执简驭繁、提纲挈领,将纷繁复杂的脾胃功能失调证型变繁为简,分为"脾虚""胃逆""脾虚胃逆"三大类型,具有较好的实操性。具体辨证如表 5-2 所示。

表 5-2　功能性胃肠病辨证

	主症	舌脉
虚（脾虚）	大便不实、便溏、黏腻不爽	舌淡苔腻、有齿痕,脉弦缓
实（胃逆）	呃逆、反酸、脘痞	舌红苔黄,脉弦、滑、数
虚实夹杂（脾虚胃逆）	大便不实、便溏、呃逆、反酸、脘痞	舌红苔黄腻、有齿痕,脉弦、滑、数

3. 情志症候群　包含焦虑和抑郁。

（1）抑郁

主要症状:心情抑郁,心烦不宁,多思善虑,易惊善恐,悲伤善忧,心悸不安等。情绪低落、兴趣及愉快感下降,严重者有消极观念或自杀行为。

主要病种:"抑郁情绪""抑郁状态""抑郁障碍 / 抑郁症"。

评价工具:抑郁症筛查量表（PHQ-9）、汉密尔顿抑郁量表（HAMD）。

（2）焦虑

主要症状:以持续的紧张、烦躁、恐惧情绪为主要特征。善恐易惊,善思多虑,烦躁易怒,咽中如物梗阻,性急易激动、坐立不安。

主要病种:"焦虑情绪""焦虑状态""焦虑障碍 / 焦虑症"。

评价工具:汉密尔顿焦虑量表（HAMA）。

（3）中医辨证:可结合睡眠等章节内容,根据主要症状,进行辨证。具体辨证如表 5-3 所示。

表 5-3　情志（郁证）辨证

	主症	舌脉
实证	急躁易怒,胸胁胀满,喉中有异物感	舌红、苔黄,脉弦
虚证	心情低落,失眠,健忘,沉默寡言	舌淡,苔白,脉细
虚实夹杂证	五心烦热,心悸健忘	舌红、苔黄腻,脉弦、滑、数

（二）疏泄失调三联征的诊断标准

1. 诊断标准

（1）糖尿病患者"失眠""功能性胃肠病""情绪异常"三组症候群同时出现。

（2）常伴情志应激等诱发因素。

2. 中医辨证要点

（1）抓主症，分虚实：情志异常、失眠、脾胃病，每一种疾病或状态都症状繁杂，证型复杂。三组症候群纠结在一起，更加复杂。按照中医辨证原则，抓主症、辨虚实，将三组症候群辨为虚证、实证、虚实夹杂证。按照化繁为简、执简驭繁的原则，可分为9个证型；9个证型排列组合，可以有9种"复合证型"。

（2）化繁为简，提纲挈领："首辨虚实"，目的是将三类疾病的复杂繁多的症状与证候进行高度概括，是一个化繁为简、冗繁削尽的过程。

"九证"，一是指9个虚实证候类型；二是指9种情志、睡眠、脾胃虚实证候错杂并现的情况，如"郁证偏实＋失眠实证＋脾胃偏虚证"等。

目的是让医者了解：一是如何认识和掌握"睡眠 - 胃肠 - 情志"症候群的虚实性质；二是如何认识和掌握"睡眠 - 胃肠 - 情志"症候群同时并现的一般规律。

（3）间者并行，标本兼治：《素问·标本病传论》载："间者并行，甚者独行。"间者，病情虽非危重，但证候复杂，当多种方药或治疗手段同时并举。针对每一证型，杨叔禹通过联合、分时用药的方法，极大改善了糖尿病患者的多种症状，达到了标本兼治的目的。

3. 疏泄失调三联征的中医辨证论治

（1）实证

1）证候特点：急躁易怒＋口苦失眠＋胃逆症状。

常见证候：急躁易怒，入睡困难，甚则彻夜不眠，多梦，呃逆反酸、嗳气；口干口苦，便秘溲赤，头晕头胀，目赤耳鸣。舌质红，苔薄黄腻，脉弦或滑数。

2）治则：清热除烦，和胃降逆。

3）方药：芩连温胆汤合柴胡疏肝散加减。

（2）虚证

1）证候特点：悲伤低落＋眠浅易醒＋脾虚症状。

常见证候：喜叹息，虚烦不寐，多梦易醒，醒后难再入睡，食欲不振，大便不成形；面色少华，神疲乏力，气短自汗，心悸健忘，头晕眼花，耳鸣目眩，肢体麻木,月经不调。舌质淡,苔薄或白,脉弦细或细无力。

2)治则:健脾养血,解郁安神。

3)方药:逍遥散合酸枣仁汤加减。

(3)虚实夹杂证

1)证候特点:焦虑抑郁 + 惊惕盗汗 + 寒热错杂症状。

常见证候:焦虑抑郁,胆怯叹息,眠浅易惊,辗转反侧,泛酸呃逆,嗳气,食欲不振,食后腹胀,大便溏薄;胃脘隐痛或痞满,遇冷加重。舌质暗红,苔薄白,脉弦或细。

2)治则:寒热平调,镇心安神。

3)方药:柴胡加龙骨牡蛎汤合半夏泻心汤加减。

(4)疏泄失调症候群亚型论治

1)亚型 1:肝三证(肝胃气滞证、肝胃郁热证、肝郁脾虚证)。

A. 肝胃气滞证

证候:善叹息,胃脘胀痛,窜及两胁,嗳气呃逆,遇情志不畅发作或加重,入睡难;少腹或巅顶疼痛,月经不调,咽部异物感,食欲不振,食后腹胀。舌质淡或暗,苔薄白,脉弦。

治则:疏肝和胃,理气导滞。

方药:柴胡疏肝散加减。

B. 肝胃郁热证

证候:心烦易怒,胃脘灼痛,反酸烧心,胸骨后灼痛,嗳气反食,嘈杂易饥,遇情志不畅发作或加重,失眠多梦;头晕头胀,目赤耳鸣,口干口苦,牙龈肿痛,便秘溲赤。舌红,苔薄黄,脉弦或滑数。

治则:疏肝,泄热,和胃。

方药:化肝煎合左金丸加减。

C. 肝郁脾虚证

证候:焦虑抑郁,食少纳呆,眠浅易醒,大便溏薄、少腹胀痛,与情绪有关;倦怠懒言,胁肋胀满疼痛、或胃脘满闷,嗳气反酸。舌边有齿痕、尖边红、质淡,苔微黄,脉弦或细。

治则:疏肝解郁,理气健脾。

方药:逍遥散加减。

2)亚型 2:脾三证 [心脾两虚证、脾虚湿蕴证、(下焦)瘀热互结证]。

A. 心脾两虚证

证候:抑郁叹息,失眠多梦,眩晕健忘,食欲不振,腹胀便溏;神倦乏力,心悸怔忡,月经量少色淡,淋沥不尽。舌边有齿痕、质淡嫩,苔薄,脉细弱。

治则:调补心脾,益气养血。

方药:归脾汤加减。

B.脾虚湿蕴证

证候:情绪低落,肢体困重,脘腹胀满,食少纳差,大便溏薄或黏滞,食后或午后腹胀,易醒,醒后难入睡;神疲懒言,口淡不渴,脘满肠鸣。舌边有齿痕,舌质淡,苔白或腻,脉细或濡弱。

治则:益气养血,升阳健脾。

方药:升阳益胃汤加减。

C.下焦瘀热互结证

证候:烦躁,谵语,入睡难,腹满食少,大便燥结;经闭痛经,肌肤甲错。舌质暗红夹瘀,苔黄燥,脉沉实而涩。

治则:逐瘀通腑,泄热安神。

方药:桃核承气汤加减。

3)亚型3:心三证(痰火扰心证、少阳胆虚证、心阴亏虚证)。

A.痰火扰心证

证候:心烦,躁扰不宁;入睡困难,甚至彻夜不眠,多梦;头晕头胀,目赤耳鸣,口干口苦,便秘溲赤,泛恶,嗳气,胸闷。舌质红,苔薄黄腻,脉弦或滑数。

治则:清热化痰,除烦安神。

方药:黄连温胆汤加减。

B.少阳胆虚证

证候:惊悸不寐,辗转反侧,易醒反复,喜太息,胸胁或少腹胀闷窜痛;咽部梅核气,颈部瘿瘤,胸闷,嗳气呃逆,妇女可见乳房作胀疼痛,月经不调,甚则闭经。舌质暗红,苔薄白,脉弦或细。

治则:和解少阳,重镇安神。

方药:柴胡加龙骨牡蛎汤加减。

C.心阴亏虚证

证候:惊悸不寐,入睡困难,易醒,口干,盗汗,咽部不适,食欲不振,大便稀或便秘。舌质暗红,苔薄白,脉弦或细数。

治则:滋阴,清热,安神。

方药:百合知母汤加减。

4. 中医诊疗要点

(1)症状繁杂,整体着眼:疏泄失调三联征由多组症候群组成,同时又互为因果,叠加放大。在诊疗中,应始终坚守中医学的整体观,结合患者诉求、心理等,三因制宜,综合考虑。

(2)重视睡眠,关注胃肠:睡眠和饮食是人的基本需求。严格的饮食控制、降糖等药物的使用、血糖的波动等,往往导致糖尿病患者寝食难安,心身憔悴。采用中医调理,让患者"食无忧,寝无虑",心身安和,有利于血糖控制,减少并发症的发生。

(3)症分轻重缓急,治有主次先后:糖尿病患者"失眠""功能性胃肠病""情绪异常"3 组症候群,需要结合病情,分轻重缓急,先后治疗。

急性严重失眠宜先治,从睡眠入手,睡眠好转后,很多症状也会减轻。

健脾难速奏效,胃逆可以速降,降逆为主配合健脾,胃逆好转再加强健脾。

(4)心身共治,心身互治:改善情绪,除了传统心理疏导外,还可采用音乐疗法、饮食疗法、芳香疗法、心身桩、运动疗法等多种疗法。

心病治身:心病也要身药医,心病治身,可消除躯体症状。

身病调心:治疗躯体疾病,不应忘心理等因素的影响。心病可导致身病。"情志失调"是糖尿病的重要病因。身病治心,疏泄气机,可消除心理影响。

心身合一,相互影响,故需要心身共治。

(5)间者并行,一日多方:"间者并行"语出《黄帝内经》。"间者"意指交错、复杂,"并行"指多法并用。杨叔禹创新性使用一日多方,即针对复杂病症,一日分别采用不同方药分而调之。根据患者症状,灵活搭配、齐头并进以化解错综复杂的疾病证候。

如患者既有脾虚表现,如大便不成形、白天倦怠乏力,也有夜间虚烦不得眠,则白天服用升阳益胃汤补气健脾,改善倦怠乏力,睡前服用酸枣仁汤养血安神,一升一降,正是疏泄之道。

(6)病症不同,服药时间各异

1)服药时间:疾病的病机错杂,昼夜气机升降也有变化,故用药当因时因证制宜。一日之中,人体气血也具有昼夜节律变化的规律。因证因时服药,对于不同病症,应选择合适的时间服用药物,而不是一成不变。如酸枣仁汤加减方、柴胡加龙骨牡蛎汤宜午后和睡前服,因安神助眠药在临近睡眠时服用,可更好地发挥药效;升阳益胃汤加减方宜上午或午间服,以升脾阳,顺应自然阳升之势。

2)服药与进餐先后时间:不同方药的吸收情况有别,功效各异,一般餐前服药吸收更佳,但需考虑方药的功效及对胃肠道是否存在刺激性。如酸枣仁汤加减方、升阳益胃汤加减方养血健脾,宜餐前服,吸收较好;温胆汤加减方清热化痰,宜餐后服,可减少胃肠道刺激;半夏泻心汤加减方和胃降胃,宜餐后服,可起到更多的缓冲作用等。

3)停药时间:根据病情及病程决定。用药过程中,根据病情减轻程度逐渐减药,一般在症状消失后可以停止用药。对于某些慢性病,应持续用药,或以代茶饮缓收功,以避免疾病复发或加重。

5. 睡眠 - 胃肠 - 情志症候群"三联九证"歌括

不寐察疏泄,首辨虚与实;实者多火热,虚者气血失;
早醒眠轻浅,烦苦入睡迟;虚实常兼见,主次相与析。
脾胃观升降,出入看气机;木抑脾不升,肝强胃上逆;
便溏湿困重,胀饱嗳气酸;三联脑肠轴,疏泄调肝脾。

第六章

中西医协同诊疗

　　糖尿病"三师共管"模式倡导中西医共同为患者提供诊疗服务。中西医并重,传承创新发展中医药,是国家的重大卫生保健政策。中医药学是我国独特的卫生资源,应当深入挖掘并加以利用。中医药传承精华与守正创新互动发展,中西医结合取长补短,是解决中国人健康保障的特色方案。糖尿病的防治需要中医的参与。中医学对糖尿病(消渴)的认识历史悠久,历代医家对消渴的诊治进行了大量探索,为此奠定了扎实的理论与实践基础。此外,中医在改善临床症状、防治糖尿病并发症以及提高生命质量方面积累了丰富的临床经验。需要注意的是,"三师共管"诊疗模式中的中西医协同绝非单纯地把一名内分泌糖尿病专科医师与一名中医师简单叠加,而是将中西医诊疗思维有机地融合在一起,培养同时具备糖尿病专科知识与中医诊疗技术的复合型人才,这才是糖尿病"三师共管"模式所追求的中西医协同诊疗模式。

　　因此,总结"三师共管"中西医协同诊疗的经验与不足,通过建立中西医协同互补的诊疗机制、健全中西医结合诊疗体系,实现中西医结合创新引领,发扬中医药简、便、验、廉的特色和优势,从而推动我国中西医的融合互补、协同发展。

一、中西医协同诊疗的原则

　　"三师共管"团队成员在诊疗过程中应遵守以下原则:

　　1. 主动合作　团队成员应积极主动寻求各专业合作。

2. **彼此尊重** 团队成员之间要互相信任和尊重各专业优势,所有成员相互平等,善于接受不同意见。团队成员之间要和睦共处,保持融洽。

3. **各抒己见** 团队应建立适宜的开放式发言机制,鼓励具有建设性的讨论和互动。协同诊疗过程中若有存在难以理解的专业知识,可要求对方进一步阐明。

4. **相互学习** 团队成员应分享自己的学习与实践经验,相互借鉴、相互学习、相互促进,共同进步。

5. **培训提升** 团队成员应具有相应的培训机会,以提升专业水平以及在协同诊疗过程中的合作能力。

6. **总结回顾** 团队成员应对疑难病例进行回顾分析,以提高疑难疾病的诊疗能力并积累临床经验。

二、中西医协同诊疗的协商与决策制定

在"三师共管"模式下,内分泌糖尿病专科医师和中医师应与患者进行全面的信息交流,但由于内分泌糖尿病专科医师与中医师在医学知识、诊疗思维、诊疗技术等诸多方面存在差异,两者在诊疗上易出现各种障碍、分歧。因此,恰当、全面的协商可以保证中西医诊疗的协同发展,促进中西医有序和谐运行,保障医疗活动的顺利完成。

在糖尿病"三师共管"诊疗模式中,患者出现血糖、血脂、血压等理化指标以及相关影像学异常时,应由内分泌糖尿病专科医师详细询问患者病史,全面诊察体征,细致地向患者解释病情,继而提出相关的检查与西药治疗方案。同时,中医师以患者为整体重点关注影响患者生命质量的症状及体征,一旦出现相关临床症状,则通过"望、闻、问、切"的诊疗手段对患者进行辨证施治,根据病情程度及患者意愿选择代茶饮、中药汤剂、传统功法等治疗方案。

在临床工作中,内分泌糖尿病专科医师和中医师在面对诊疗方案的选择时侧重点往往不尽相同,容易产生沟通障碍和分歧。内分泌糖尿病专科医师重视的是代谢指标达标,而中医师则会考虑季节、气候、年龄、体质、情绪等多种因素进行辨证论治。双方在面对分歧时,首先,应建立互相尊重的关系,尊重彼此的专业知识,避免相互指责,在患者面前应相互维护;其次,二者需要适时地进行充分沟通、交流和协商,在 CDSS 辅助的基础上共同制定最佳的诊疗决策。如果进行初步协商后,诊疗意见仍不统一,此时可立即请示主持负责人指导制定临床决策。在诊疗过程中应秉持以患者为中心的诊疗观念,考虑治疗的有效性、安全性、便捷性、可及性、经济性及依从性,从而提供相对完善的诊疗措施。此外,"三师共管"团队应实时收集诊疗过程中数据信息的变化,及时调整诊疗决策。对于患者随访信息,三师应共同观察其治疗反应,及时反馈治疗情况,结合患者的个人意愿适当调整,有助于促进"三师共管"团队的学习及改进。

【"三师共管"的临床决策机制】

1. 患者应提供"三师共管"团队共同需要的临床数据,以便制定诊疗决策。数据内容至少应包括诊断信息、临床信息、患者既往史和患者或家属对诊疗的意见等。

2. 临床决策应综合评估患者的个人情况、心理状况和接受治疗情况。

3. 临床决策需要尊重患者或家属对诊疗的意愿和倾向性。

4. 团队成员制定决策时应尽量参考所有可能的治疗方案。

5. 团队成员在决策讨论过程中应形成一个明确的诊疗建议。诊疗建议应满足以下标准:

(1)具有循证医学证据。

(2)以患者为中心的诊治(考虑患者的需求及并发症)。

(3)符合专业标准的诊治方案,除非有足够理由选择其他方案,并应记录在案。

(4)"三师共管"的诊疗应参考临床决策支持系统。

6. 设立"三师共管"负责人,对于疑难复杂病例,讨论后仍无法得出统一的诊疗建议时,由负责人指导制定临床决策。

三、中西医协同诊疗专科与全科的优势互补

提升整体医疗服务效率,减轻糖尿病患者医疗经济负担,建立一种公平可及、系统连续的诊疗模式是当前糖尿病防治的迫切任务。

在精准医学的大背景下,医学分科细化,是医学发展的必然趋势。基于医学的专科化,内分泌糖尿病专科医师不仅关注 2 型糖尿病患者的血糖、血压、血脂等代谢指标,而且对糖尿病的并发症、合并症进行全面评估。然而,糖尿病的一些常见症状群影响患者生命质量,而当患者出现一些不适症状,可能建议患者转至专科诊治。这种转诊专科的诊疗流程势必增加患者辗转多科的就

诊时间及经济负担。

值得重新审视的是，"三师共管"诊疗模式，通过内分泌糖尿病专科医师与中医师协同互补，发挥各自优势，探索一种全新的、综合的诊疗方案。既关注糖尿病患者的血糖、血压、血脂等代谢指标，也重视集中解决患者的常见症状，减少了患者辗转多个专科就诊的频次，避免了医疗资源的浪费。

中医药服务具有"全科属性"优势，"三师共管"诊疗模式将内分泌糖尿病专科医师、中医师进行协同互补，结合专科与全科联合健康管理的团队特色，把中医辨证施治、中医适宜技术与中医健康管理有机结合起来，形成了一套内分泌糖尿病专科医师、中医师、健康管理师有机融合的糖尿病诊疗服务体系。"三师共管"诊疗模式下的 2 型糖尿病患者，不仅能够接受内分泌糖尿病专科医师的专科化管理，而且患者出现不适症状后可由中医师进行辨证论治全科服务。这种内分泌糖尿病专科医师与中医师全科式结合的诊疗模式，有助于提高患者就诊的便捷性，在降低患者经济负担的同时，节约了医疗资源，促进了医患间的和谐关系。

四、基层"三师共管"诊疗的决策支持系统及远程管理

基层是糖尿病防治的主战场，但基层糖尿病防治工作面临着医疗资源分布不均、医疗技术不足等诸多问题。因此，如何把具备中西医协同优势的糖尿病"三师共管"诊疗模式下沉到基层，以有效提高基层医疗服务效率，成为目前亟需解决的关键问题。随着人工智能技术的飞速发展，人工智能技术的智能诊断系统和临床决策支持系统（CDSS）为基层普及辅助中医诊疗及临床标准化提供了新思路。

"三师共管"在基层医疗机构引入 CDSS，不仅能让基层卫生人员采集更为完整和准确的患者信息，辅助基层医师进行糖尿病的精准诊断，减少漏诊和误诊的风险，而且可根据患者的临床特征和治疗反应情况，提供个性化的治疗方案，帮助基层卫生人员制订更为精准的药物选择、用药剂量、饮食建议、运动计划等，从而提高治疗效果。此外，CDSS 通过不断地更新医学知识库和研究成果，为医师提供持续教育和知识更新的机会，帮助基层卫生人员不断提高专业水平和诊疗能力。

（一）临床决策支持系统

基于临床指南和人工智能的 CDSS，可以在一定程度上实现中医诊断及治疗的标准化，辅助中医师开展诊疗工作。

在"三师共管"诊疗模式下，基层医师根据糖尿病患者的各项理化指标，在 CDSS 的基础上对患者病情作出明确诊断，而且对糖尿病并发症及合并症进行详细评估，制订个体化的降糖方案，全方位控制患者的血糖、血压及血脂等相关代谢指标，防治糖尿病并发症及合并症。此外，2 型糖尿病在不同个体上或同一个体不同疾病阶段所表现出来的临床症状及体征不尽相同，尤其是睡眠、胃肠、情绪等方面的症状严重影响患者的生命质量，而基层医师可借助CDSS 的人工智能技术，对疾病及症状进行分期及分型辨证，针对病症的阶段及证型采取个体化的治疗，从而达到以患者为中心、全面提高生命质量的目的。由此可见，CDSS 将有助于推进基层卫生诊疗效率和提升基层医疗服务能力。

（二）远程"三师共管"团队组成

当基层医院有开展远程三师会诊需求时，远程"三师共管"以线上形式建立内分泌糖尿病专科医师 - 中医师 - 健康管理师三师共同诊疗模式（图 6-1）。内分泌糖尿病专科医师、中医师具有副高级及以上职称，从事临床工作 10 年以上，具有较为丰富的临床经验，在相关学科领域内有较高学术地位。健康管理师经过专业培训，具有相应资格认证。

（三）远程门诊预约

远程"三师共管"团队提前 1 周安排出诊时间，有远程门诊需求的基层医院按照约定时间提出申请，线上提供患者信息；出诊三师团队对预约患者进行远程视频门诊，线上指导基层内分泌糖尿病专科医师、中医师、健康管理师。

基层缺乏内分泌糖尿病专科医师、中医师或健康管理师：①缺乏内分泌糖尿病专科医师，由上级医院内分泌糖尿病专科医师指导；②缺乏中医师，由上级医院中医师指导，其中舌象由基层医师拍照提供；③缺乏健康管理师，由上级医院健康管理师指导，并让患者加入线上糖尿病健康管理平台。

基层三师团队完整，未能解决患者问题：由基层医师提供患者信息，其中中医舌象以照片形式上传，脉象由 2 名或 2 名以上基层中医师切诊提供，由远程"三师共管"团队共同指导。

基层进行二次远程"三师共管"门诊预约,进行复诊及反馈远程"三师共管"疗效,指导方案调整。

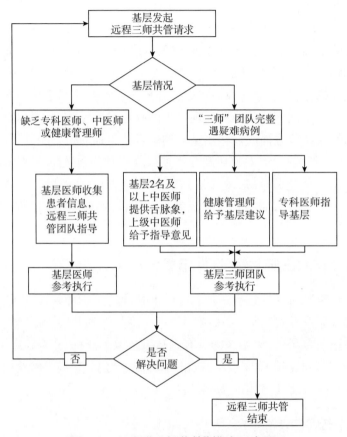

图 6-1　远程"三师共管"模式示意图

(四)远程病例讨论

挑选疑难病例,通过远程可视化系统,定期对病例进行讨论。一个"三师共管"门诊为主会场,其他"三师共管"门诊同时远程收看,并参与病例讨论。

(五)远程培训

结合临床需要进行教学与培训,定期举行远程"三师共管"专题培训,提高基层三师临床诊疗思维和决策能力。

(六)远程指导

定期召开远程工作研讨会议。根据实际情况,结合指导专家的意见,对"三师共管"运行机制与流程定期进行整改完善。

附录1 常用降糖药物

附表 1 常用非胰岛素降糖药物

分类	药品	剂量范围 / (mg/d)	作用时间 /h	半衰期 /h
双胍类	二甲双胍	500 ～ 2 000	5 ～ 6	1.5 ～ 1.8
	二甲双胍缓释片	500 ～ 2 000	8	6.2
磺脲类	格列本脲	2.5 ～ 20.0	16 ～ 24	10 ～ 16
	格列吡嗪	2.5 ～ 30.0	8 ～ 12	2 ～ 4
	格列吡嗪控释片	5.0 ～ 20.0	6 ～ 12（最大血药浓度）	2 ～ 5（末次血药后）
	格列齐特	80 ～ 320	10 ～ 20	6 ～ 12
	格列齐特缓释片	30 ～ 120	—	12 ～ 20
	格列喹酮	30 ～ 180	8	1.5
	格列美脲	1.0 ～ 8.0	24	5
格列奈类	瑞格列奈	1 ～ 16	4 ～ 6	1
	那格列奈	120 ～ 360	1.3	—
	米格列奈钙片	30 ～ 60	0.23 ～ 0.28（峰浓度时间）	1.2
噻唑烷二酮类	罗格列酮	4 ～ 8	—	3 ～ 4
	吡格列酮	15 ～ 45	2（达峰时间）	3 ～ 7
α- 糖苷酶抑制剂	阿卡波糖	100 ～ 300	—	—
	伏格列波糖	0.2 ～ 0.9	—	—
	米格列醇	100 ～ 300	—	—

续表

分类	药品	剂量范围 /（mg/d）	作用时间 /h	半衰期 /h
二肽基肽酶 -4 抑制剂（DPP-4i）	西格列汀	100	24	12.4
	沙格列汀	5	24	2.5
	维格列汀	100	24	2
	利格列汀	5	1.5（达峰时间）	12
	阿格列汀	25	1～2（达峰时间）	21
钠 - 葡萄糖共转运蛋白 2 抑制剂（SGLT2i）	达格列净	10	24	12.9
	恩格列净	10～25	1.3～3.0（达峰时间）	5.6～13.1
	卡格列净	100～300	1～2（达峰时间）	10.6～13.1
胰高血糖素样肽 -1 受体激动剂（GLP-1RA）	艾塞那肽	0.01～0.02	10	2.4
	利拉鲁肽	0.6～1.8	24	13
	贝那鲁肽	0.3～0.6	2	0.25
	利司那肽	0.01～0.02	1～2（达峰时间）	2～4
	艾塞那肽周制剂	2mg，每周 1 次	2 个高峰	2.4 小时，每次释放
	度拉糖肽	0.75～1.50mg，每周 1 次	48（达峰时间）	108～112
	洛塞那肽	0.1～0.2mg，每周 1 次	67～118（达峰时间）	104～121
	司美格鲁肽	0.25～1mg，每周 1 次	1～3 天（达峰时间）	约 168 小时
复合制剂	罗格列酮 + 二甲双胍	—	—	—
	西格列汀 + 二甲双胍	—	—	—
	沙格列汀 + 二甲双胍缓释片	—	—	—

续表

分类	药品	剂量范围 /（mg/d）	作用时间 /h	半衰期 /h
复合制剂	维格列汀 + 二甲双胍	—	—	—
	利格列汀 + 二甲双胍	—	—	—

附表 2　常用胰岛素

胰岛素制剂	起效时间 /h	峰值时间 /h	作用持续时间 /h
短效人胰岛素（RI）	0.25～1.00	2～4	5～8
门冬胰岛素	0.17～0.25	1～2	4～6
赖脯胰岛素	0.17～0.25	1.0～1.5	4～5
谷赖胰岛素	0.17～0.25	1～2	4～6
中效人胰岛素（NPH）	2.5～3.0	5～7	13～16
长效胰岛素（PZI）	3～4	8～10	20
甘精胰岛素 U100	2～3	无峰	30
甘精胰岛素 U300	6	无峰	36
地特胰岛素	3～4	3～14	24
德谷胰岛素	1	无峰	42
预混人胰岛素（30R，70/30）	0.5	2～12	14～24
预混人胰岛素（40R）	0.5	2～8	24
预混人胰岛素（50R）	0.5	2～3	10～24
预混门冬胰岛素 30	0.17～0.33	1～4	14～24
预混门冬胰岛素 50	0.25	0.50～1.17	16～24
预混赖脯胰岛素 25	0.25	0.50～1.17	16～24
预混赖脯胰岛素 50	0.25	0.50～1.17	16～24
双胰岛素类似物（德谷门冬双胰岛素 70/30）	0.17～0.25	1.2	超过 24

附录2 古今中药剂量换算表

朝代	古剂量单位换算为克数					
周—五代 （前 1046—公元 960）	大秤	斤 692.16	两 43.26	铢 1.803		
	小秤	斤 230.72	两 14.42	铢 0.601		
宋—清（960—1911）	斤 596.80	两 37.30	钱 3.73	分 0.373	厘 0.037 3	毫 0.003 7
1911—1986	斤 500	两 31.25	钱 3.125			
1986 年以后	斤 500	两 50	钱 5			

附录3　药食同源中药

序号	名称	植物名/动物名	所属科名	部位	备注
1	丁香	丁香	桃金娘科	花蕾	
2	八角茴香	八角茴香	木兰科	成熟果实	在调味品中也称"八角"
3	刀豆	刀豆	豆科	成熟种子	
4	小茴香	茴香	伞形科	成熟果实	用于调味时，还可用叶和梗
5	小蓟	刺儿菜	菊科	地上部分	
6	山药	薯蓣	薯蓣科	根茎	
7	山楂	山里红	蔷薇科		
		山楂	蔷薇科		
8	马齿苋	马齿苋	马齿苋科	地上部分	
9	乌梅	梅	蔷薇科	近成熟果实	
10	木瓜	贴梗海棠	蔷薇科	近成熟果实	
11	火麻仁	大麻	桑科	成熟果实	
12	代代花	代代花	芸香科	花蕾	果实地方常用作枳壳
13	玉竹	玉竹	百合科	根茎	

续表

序号	名称	植物名/动物名	所属科名	部位	备注
14	甘草	甘草	豆科	根和根茎	
		胀果甘草	豆科		
		光果甘草	豆科		
15	白芷	白芷	伞形科	根	
		杭白芷	伞形科		
16	白果	银杏	银杏科	成熟种子	
17	白扁豆	扁豆	豆科	成熟种子	
18	白扁豆花	扁豆	豆科	花	
19	龙眼肉（桂圆）	龙眼	无患子科	假种皮	
20	决明子	决明	豆科	成熟种子	需经过炮制方可使用
		小决明	豆科		
21	百合	卷丹	百合科	肉质鳞叶	
		百合	百合科		
		细叶百合	百合科		
22	肉豆蔻	肉豆蔻	肉豆蔻科	种仁、种皮	种皮仅作为调味品使用
23	肉桂	肉桂	樟科	树皮	在调味品中也称"桂皮"
24	余甘子	余甘子	大戟科	成熟果实	
25	佛手	佛手	芸香科	果实	
26	杏仁（苦、甜）	山杏	蔷薇科	成熟种子	苦杏仁需经过炮制方可使用
		西伯利亚杏	蔷薇科		
		东北杏	蔷薇科		
		杏	蔷薇科		
27	沙棘	沙棘	胡颓子科	成熟果实	
28	芡实	芡	睡莲科	成熟种仁	

续表

序号	名称	植物名/动物名	所属科名	部位	备注
29	花椒	青椒	芸香科	成熟果皮	花椒果实可作为调味品使用
		花椒	芸香科		
30	赤小豆	赤小豆	豆科	成熟种子	
		赤豆	豆科		
31	麦芽	大麦	禾本科	成熟果实经发芽干燥的炮制加工品	
32	昆布	海带	海带科	叶状体	
		昆布	翅藻科		
33	枣(大枣、黑枣)	枣	鼠李科	成熟果实	
34	罗汉果	罗汉果	葫芦科	果实	
35	郁李仁	欧李	蔷薇科	成熟种子	
		郁李	蔷薇科		
		长柄扁桃	蔷薇科		
36	金银花	忍冬	忍冬科	花蕾或带初开的花	
37	青果	橄榄	橄榄科	成熟果实	
38	鱼腥草	蕺菜	三白草科	新鲜全草或干燥地上部分	
39	姜(生姜、干姜)	姜	姜科	根茎(生姜为新鲜根茎,干姜为干燥根茎)	
40	枳椇子	枳椇	鼠李科	药用为成熟种子;食用为肉质膨大的果序轴、叶及茎枝	
41	枸杞子	宁夏枸杞	茄科	成熟果实	

续表

序号	名称	植物名/动物名	所属科名	部位	备注
42	栀子	栀子	茜草科	成熟果实	
43	砂仁	阳春砂	姜科	成熟果实	
		绿壳砂	姜科		
		海南砂	姜科		
44	胖大海	胖大海	梧桐科	成熟种子	
45	茯苓	茯苓	多孔菌科	菌核	
46	香橼	枸橼	芸香科	成熟果实	
		香圆	芸香科		
47	香薷	石香薷	唇形科	地上部分	
		江香薷	唇形科		
48	桃仁	桃	蔷薇科	成熟种子	
		山桃	蔷薇科		
49	桑叶	桑	桑科	叶	
50	桑椹	桑	桑科	果穗	
51	橘红	橘及其栽培变种	芸香科	外层果皮	
52	桔梗	桔梗	桔梗科	根	
53	益智仁	益智	姜科	去壳之果仁，而调味品为果实	
54	荷叶	莲	睡莲科	叶	
55	莱菔子	萝卜	十字花科	成熟种子	
56	莲子	莲	睡莲科	成熟种子	
57	高良姜	高良姜	姜科	根茎	
58	淡竹叶	淡竹叶	禾本科	茎叶	
59	淡豆豉	大豆	豆科	成熟种子的发酵加工品	

续表

序号	名称	植物名/动物名	所属科名	部位	备注
60	菊花	菊	菊科	头状花序	
61	菊苣	毛菊苣	菊科	地上部分或根	
		菊苣	菊科		
62	黄芥子	芥	十字花科	成熟种子	
63	黄精	滇黄精	百合科	根茎	
		黄精	百合科		
		多花黄精	百合科		
64	紫苏	紫苏	唇形科	叶（或带嫩枝）	
65	紫苏子	紫苏	唇形科	成熟果实	
66	葛根	野葛	豆科	根	
67	黑芝麻	脂麻	脂麻科	成熟种子	在调味品中也称"胡麻""芝麻"
68	黑胡椒	胡椒	胡椒科	近成熟或成熟果实	在调味品中称"白胡椒"
69	槐花、槐米	槐	豆科	花及花蕾	
70	蒲公英	蒲公英	菊科	全草	
		碱地蒲公英	菊科		
		同种数种植物	菊科		
71	榧子	榧	红豆杉科	成熟种子	
72	酸枣、酸枣仁	酸枣	鼠李科	果肉、成熟种子	
73	鲜白茅根（或干白茅根）	白茅	禾本科	根茎	
74	鲜芦根（或干芦根）	芦苇	禾本科	根茎	

续表

序号	名称	植物名/动物名	所属科名	部位	备注
75	橘皮（或陈皮）	橘及其栽培变种	芸香科	成熟果皮	
76	薄荷	薄荷	唇形科	地上部分	
		薄荷	唇形科	叶、嫩芽	仅作为调味品使用
77	薏苡仁	薏苡	禾本科	成熟种仁	
78	薤白	小根蒜	百合科	鳞茎	
		薤	百合科		
79	覆盆子	华东覆盆子	蔷薇科	果实	
80	藿香	广藿香	唇形科	地上部分	
81	乌梢蛇	乌梢蛇	游蛇科	剥皮、去除内脏的整体	仅限获得林业部门许可进行人工养殖的乌梢蛇
82	牡蛎	长牡蛎	牡蛎科	贝壳	
		大连湾牡蛎	牡蛎科		
		近江牡蛎	牡蛎科		
83	阿胶	驴	马科	干燥皮或鲜皮经煎煮、浓缩制成的固体胶	
84	鸡内金	家鸡	雉科	沙囊内壁	
85	蜂蜜	中华蜜蜂	蜜蜂科	蜂所酿的蜜	
		意大利蜂	蜜蜂科		
86	蝮蛇（蕲蛇）	五步蛇	蝰科	去除内脏的整体	仅限获得林业部门许可进行人工养殖的蝮蛇
87	人参	人参	五加科	根茎	
88	山银花	灰毡毛忍冬	忍冬科	花蕾或带初开的花	
		红腺忍冬			
		华南忍冬			
		黄褐毛忍冬			

续表

序号	名称	植物名/动物名	所属科名	部位	备注
89	芫荽	芫荽	伞形科	全草	
90	玫瑰花	玫瑰	蔷薇科	花蕾	
91	松花粉	马尾松	松科	干燥花粉	
92	粉葛	甘葛藤	豆科	根	
93	布渣叶	破布叶	椴树科	叶	
94	夏枯草	夏枯草	唇形科	果穗	
95	当归	当归	伞形科	根	仅作为香辛料和调味品
96	山奈	山奈	姜科	根茎	仅作为香辛料和调味品
97	西红花	番红花	鸢尾科	柱头	仅作为香辛料和调味品，在香辛料和调味品中又称"藏红花"
98	草果	草果	姜科	果实	仅作为香辛料和调味品
99	姜黄	姜黄	姜科	根茎	仅作为香辛料和调味品
100	荜茇	荜茇	胡椒科	果穗	仅作为香辛料和调味品
101	油松	油松	松科	瘤状节或分枝节	
102	党参	党参	桔梗科	根	
		素花党参			
		川党参			
103	肉苁蓉	肉苁蓉	列当科	肉质茎	
104	铁皮石斛	铁皮石斛	兰科	茎	
105	西洋参	西洋参	五加科	根	
106	黄芪	蒙古黄芪	豆科	根	
		膜荚黄芪			

续表

序号	名称	植物名 / 动物名	所属科名	部位	备注
107	灵芝	赤芝	多孔菌科	子实体	
		紫芝			
108	山茱萸	山茱萸	山茱萸科	果肉	
109	天麻	天麻	兰科	块茎	
110	杜仲叶	杜仲	杜仲科	叶	

杨叔禹心身桩

易学易练　随处可练
神清气爽　身轻如燕

附录5　临床常用经典名方

补益剂	补阴	1.一贯煎
		2.二冬汤
	补气	1.升阳益胃汤
		2.补中益气汤
	补血	1.归脾汤
		2.当归补血汤
		3.胶艾汤
		4.桃红四物汤
	补阳	1.肾气丸
		2.桂枝加龙骨牡蛎汤
	养血	1.芍药甘草汤
	气血阴阳并补	1.炙甘草汤
祛痰剂	燥湿化痰	1.二陈汤
		2.金水六君煎
	清热化痰	1.小陷胸汤
		2.温胆汤
	化痰息风	1.半夏白术天麻汤

续表

泻下剂	寒下	1. 小承气汤
		2. 大承气汤
		3. 大黄牡丹汤
	润下	1. 济川煎
		2. 麻子仁丸
温里剂	温中祛寒	1. 小建中汤
		2. 大建中汤
		3. 吴茱萸汤
		4. 理中丸
		5. 甘草干姜汤
	回阳救逆	1. 干姜附子汤
		2. 四逆汤
		3. 通脉四逆汤
	温经散寒	1. 当归四逆汤
		2. 黄芪桂枝五物汤
解表剂	辛温解表	1. 小青龙汤
		2. 桂枝汤
		3. 文蛤汤
和解剂	和解少阳	1. 小柴胡汤
		2. 柴胡加龙骨牡蛎汤
	调和肝脾	1. 逍遥散
		2. 痛泻要方
		3. 当归芍药散
	表里双解	1. 大柴胡汤
		2. 厚朴七物汤
	调和寒热	1. 半夏泻心汤
		2. 甘草泻心汤

续表

安神剂	补养安神	1.孔圣枕中丹
		2.甘麦大枣汤
		3.酸枣仁汤
	重镇安神	1.朱砂安神丸
		2.桂枝甘草龙骨牡蛎汤
	交通心肾	1.交泰丸
		2.黄连阿胶汤
清热剂	清热解毒	1.五味消毒饮
		2.四妙勇安汤
	清脏腑热	1.玉女煎
		2.左金丸
	清气分热	1.白虎加人参汤
		2.白虎汤
		3.竹叶石膏汤
	清虚热	1.当归六黄汤
		2.文蛤散
		3.百合地黄汤
		4.百合知母汤
		5.栀子豉汤
祛湿剂	利水渗湿	1.五苓散
		2.胃苓汤
		3.猪苓汤
	祛湿化浊	1.完带汤
	温化水湿	1.苓桂术甘汤
		2.实脾散
		3.真武汤

续表

祛湿剂	清热祛湿	1. 茵陈蒿汤
		2. 麻黄连轺赤小豆汤
理气剂	行气	1. 半夏厚朴汤
		2. 四磨汤
		3. 柴胡疏肝散
		4. 越鞠丸
	降气	1. 旋覆代赭汤
		2. 橘皮竹茹汤
理血剂	活血祛瘀	1. 血府逐瘀汤
		2. 身痛逐瘀汤
		3. 桂枝茯苓丸
		4. 桃核承气汤
		5. 温经汤
治燥剂	滋阴润燥	1. 麦门冬汤
		2. 益胃汤
	轻宣外燥	1. 沙参麦冬汤
消食剂	消食化滞	1. 枳实导滞丸
治痈疮剂	排脓消肿	1. 薏苡附子败酱散

(一)补益剂

【补阴】

1. 一贯煎

(1)出处:《续名医类案》卷十八:"予早年亦尝用此,却不甚应,乃自创一方,名一贯煎,用北沙参、麦冬、地黄、当归、杞子、川楝,六味出入加减,投之应如桴鼓。口苦燥者,加酒连尤捷。可统治胁痛、吞酸、吐酸、疝瘕一切肝病。"

(2)处方、制法及用法:北沙参 9g,麦冬 9g,地黄 18 ~ 30g,当归 9g,杞子 9 ~ 18g,川楝子 4.5g。水煎服。

(3)功效:滋阴疏肝。

(4)主治:肝肾阴虚,肝气郁滞证。症见胸脘胁痛,吞酸吐苦,咽干口燥,舌红少津,脉细弱或虚弦。亦治疝气瘕聚。

(5)在糖尿病治疗中的应用:可用于糖尿病常见症状焦虑抑郁之阴虚肝郁证。临床以两胁闷胀或隐痛,头晕、眼花,情志抑郁,舌质暗红、舌苔少,脉弦细,伴见五心烦热,盗汗,消瘦,口干、口苦等为特征。

2. 二冬汤

(1)出处:《医学心悟》卷三:"三消之症,皆燥热结聚也。大法,治上消者,宜润其肺,兼清其胃,二冬汤主之;治中消者,宜清其胃,兼滋其肾,生地八物汤主之;治下消者,宜滋其肾,兼补其肺,地黄汤、生脉散并主之。夫上消清胃者,使胃火不得伤肺也;中消滋肾者,使相火不得攻胃也;下消清肺者,滋上源以生水也。三消之治,不必专执本经,而滋其化源则病易痊矣!"

(2)处方、制法及用法:天冬二钱(去心),麦冬三钱(去心),花粉一钱,黄芩一钱,知母一钱,甘草五分,人参五分,荷叶一钱。水煎服。

(3)功效:养阴润肺,生津止渴。

(4)主治:上消之气阴两虚者。症见口渴多饮,肺热咳嗽、痰少,舌红苔少,脉细数。

(5)在糖尿病治疗中的应用:可用于糖尿病前期胰岛素抵抗之气阴两虚证。气阴两虚证,泛指各种原因耗损气阴,气虚与阴虚征象并见,形体失充所引起的一类证候。

【补气】

1. 升阳益胃汤

(1)出处:《内外伤辨惑论》:"脾胃虚则怠惰嗜卧,四肢不收,时值秋燥令行,湿热少退,体重节痛,口干舌干,饮食无味,大便不调,小便频数,不欲食,食不消;兼见肺病,洒淅恶寒,惨惨不乐,面色恶而不和,乃阳气不伸故也。当升阳益气,名之曰升阳益胃汤。"

(2)处方、制法及用法:黄芪二两,半夏一两(洗),人参一两(去芦),甘草一两(炙),独活五钱,防风五钱,白芍药五钱,羌活五钱,橘皮四钱,茯苓三钱,柴胡三钱,泽泻三钱,白术三钱,黄连一钱。上咬咀,每服三钱,加生姜五片,大枣二枚,用水三盏,煎至一盏,去粗,早饭后温服。

(3)功效:益气升阳,清热除湿。

(4)主治:脾胃气虚,湿热内停证。症见怠惰嗜卧,四肢不收,肢体重痛,口苦舌干,饮食无味,食不消化,大便不调,小便赤涩。

(5)在糖尿病治疗中的应用:可用于糖尿病胃轻瘫之脾胃气虚、湿热内停证。临床以怠惰嗜卧,四肢不收,肢体重痛,口苦舌干,饮食无味,食不消化,大便不调,小便赤涩等为特征。

2. 补中益气汤

(1)出处:《内外伤辨惑论》:"《内经》曰:劳者温之,损者温之。盖温能除大热,大忌苦寒之药泻胃土耳,今立补中益气汤。"

(2)处方、制法及用法:黄芪五分(劳役病热甚者一钱),甘草(炙)五分,人参(去芦)三分,升麻三分,柴胡三分,橘皮三分,当归身(酒洗)三分,白术三分。上咬咀,都作一服,水二盏,煎至一盏,去粗,早饭后温服。

(3)功效:补中益气,升阳举陷。

(4)主治:①脾胃气虚证:饮食减少,体倦肢软,少气懒言,面色萎黄,大便稀薄,脉虚软;②气虚下陷证:脱肛,子宫脱垂,久泻,久痢,崩漏等,伴气短乏力,舌淡,脉虚;③气虚发热证:身热自汗,渴喜热饮,气短乏力,舌淡,脉虚大无力。

(5)在糖尿病治疗中的应用:可用于糖尿病常见症状腹胀之脾胃虚弱证。脾胃虚弱证,泛指因饮食、劳倦伤损脾胃,或年老体衰、大病初愈等,导致脾胃功能减弱所引起的一类证候。

【补血】

1. 归脾汤

(1)出处:《济生方》:"归脾汤……治思虑过度,劳伤心脾,健忘怔忡。"

(2)处方、制法及用法:白术一两,茯神一两(去木),黄芪一两(去芦),龙眼肉一两,酸枣仁一两(炒,去壳),人参半两,木香半两(不见火),甘草二钱半(炙),当归一钱,远志一钱(蜜炙)。上咬咀,每服四钱,水一盏半,加生姜五片,枣一枚,煎至七分,去滓温服,不拘时候。

(3)功效:益气补血,健脾养心。

（4）主治：①心脾气血两虚证：心悸怔忡，健忘失眠，盗汗虚热，食少体倦，面色萎黄，舌淡，苔薄白，脉细弱；②脾不统血证：便血，皮下紫癜，以及妇女崩漏，月经超前，量多色淡，或淋沥不止，舌淡，脉细弱。

（5）在糖尿病治疗中的应用：可用于糖尿病常见症状失眠、焦虑抑郁之心脾两虚证。临床以心悸、怔忡、神疲、眩晕、少寐、多梦、呵欠频作、健忘、食少、腹胀、便溏、面色淡白、烦劳则甚、舌质淡或嫩、脉弱或细，可伴见产后焦虑、忧郁，悲伤欲哭，月经量少、色淡，淋沥不断，或梦交、遗精、阳痿、早泄，或痫病反复发作等为特征。

2. 当归补血汤

（1）出处：《内外伤辨惑论》："治肌热，燥热，口渴引饮，目赤面红，昼夜不息，其脉洪大而虚，重按全无。《内经》曰脉虚血虚，又云血虚发热，证象白虎，惟脉不长实有辨耳，误服白虎汤必死。此病得之于饥困劳役。"

（2）处方、制法及用法：黄芪一两，当归二钱（酒洗）。上咬咀，以水二盏，煎至一盏，去粗温服，空心食前。

（3）功效：补气生血。

（4）主治：血虚发热证。肌热面赤，烦渴欲饮，脉洪大而虚，重按无力。亦治妇人经期、产后血虚发热头痛，或疮疡溃后，久不愈合者。

（5）在糖尿病治疗中的应用：可用于糖尿病肾病之气血虚弱证。临床以神疲、乏力，气短、懒言，面色淡白或萎黄，头晕、目眩，心悸，失眠，健忘，唇甲色淡，舌质淡，脉弱或细等为特征。

3. 胶艾汤

（1）出处：《金匮要略·妇人妊娠病脉证并治》："师曰：妇人有漏下者，有半产后因续下血都不绝者，有妊娠下血者。假令妊娠腹中痛，为胞阻，胶艾汤主之。"

（2）处方、制法及用法：芎䓖、阿胶、甘草各二两，艾叶、当归各三两，芍药四两，干地黄四两。以水五升，清酒三升，合煮，取三升，去滓，内胶，令消尽，温服一升，日三服，不差更作。

（3）功效：养血止血，调经安胎。

（4）主治：妇人冲任虚损，血虚有寒证。症见崩漏下血，月经过多，淋沥不止；或产后或流产损伤冲任，下血不绝；或妊娠下血，腹中疼痛。

（5）在糖尿病治疗中的应用：可用于糖尿病出现的月经不调，以冲任虚损、血失统摄所致的崩漏，淋沥不止，月经量多，血色浅淡或暗淡，质地较清稀，或妊娠出血，腹痛，常伴头晕，神疲，舌淡，脉细等表现为主者。

4. 桃红四物汤

(1)出处:《玉机微义》引《医垒元戎》。

(2)处方、制法及用法:当归 9g,川芎 9g,白芍 9g,熟地 9g,桃仁 9g,红花 6g。水煎服,每日 2 次。

(3)功效:养血活血。

(4)主治:血虚兼血瘀证。症见妇女经期超前,血多有块,色紫稠黏,腹痛等。

(5)在糖尿病治疗中的应用:可用于糖尿病视网膜病变、糖尿病周围神经病变、糖尿病足溃疡之阴虚血瘀证。临床以局部刺痛,或出血夹块,血色紫暗,舌有瘀斑、瘀点,脉细涩,伴见午后低热,或五心烦热,口燥,咽干等为特征。

【补阳】

1. 肾气丸

(1)出处:《金匮要略·消渴小便不利淋病脉证并治》:"男子消渴,小便反多,以饮一斗,小便一斗,肾气丸主之。"

(2)处方、制法及用法:干地黄八两,薯蓣、山茱萸各四两,泽泻、茯苓、牡丹皮各三两,桂枝、附子(炮)各一两。上八味,末之,炼蜜和丸梧子大。酒下十五丸,日再服。

(3)功效:补肾助阳,化生肾气。

(4)主治:肾阳气不足证。腰痛脚软,身半以下常有冷感,少腹拘急,小便不利,或小便反多,入夜尤甚,阳痿早泄,舌淡而胖,脉虚弱,尺部沉细。以及痰饮、水肿、消渴、脚气、转胞等。

(5)在糖尿病治疗中的应用:可用于糖尿病常见症状疲乏、尿频之阴阳两虚证,糖尿病肾病之脾肾阳虚证。临床以神疲、乏力、畏寒、肢冷,动辄汗出,盗汗,五心烦热,舌质淡、少津,脉弱而数,可伴见眩晕,耳鸣,心悸,健忘,胸闷、气短,久咳、喘促,腰膝酸软等脏腑虚损相应征象为特征。

2. 桂枝加龙骨牡蛎汤

(1)出处:《金匮要略·血痹虚劳病脉证并治》:"夫失精家少腹弦急,阴头寒,目眩,发落,脉极虚芤迟,为清谷,亡血,失精。脉得诸芤动微紧,男子失精,女子梦交,桂枝加龙骨牡蛎汤主之。"

(2)处方、制法及用法:桂枝、芍药、生姜三两,甘草二两,大枣十二枚,龙骨、牡蛎各三两。上七味,以水七升,煮取三升,分温三服。

(3)功效:调和阴阳,潜镇摄纳。

（4）主治：虚劳少腹弦急，阴部寒冷，目眩发落，男子失精，女子梦交，或心悸，遗溺，脉虚大芤迟，或芤动微紧。

（5）在糖尿病治疗中的应用：用于糖尿病常见的精神性症状。临床以焦虑，易惊恐，烦躁不安，失眠多梦，易心悸，易疲劳，自汗，舌质暗淡，舌苔光润，脉细或弱，尺部无力等为特征。

【养血】

芍药甘草汤

（1）出处：《伤寒论·辨太阳病脉证并治上》："伤寒脉浮，自汗出，小便数，心烦，微恶寒，脚挛急，反与桂枝，欲攻其表，此误也。得之便厥，咽中干，烦躁吐逆者，作甘草干姜汤与之，以复其阳；若厥愈、足温者，更作芍药甘草汤与之，其脚即伸；若胃气不和，谵语者，少与调胃承气汤；若重发汗，复加烧针者，四逆汤主之。"

（2）处方、制法及用法：白芍药四两，甘草四两（炙）。上二味，以水三升，煮取一升五合，去滓，分温再服。

（3）功效：养血益阴，缓急止痛。

（4）主治：阴血不足，血行不畅，腿脚挛急或腹中疼痛等。

（5）在糖尿病治疗中的应用：可用于糖尿病常见症状肢体凉麻痛之阴虚血瘀证。临床以局部刺痛，或出血夹块，血色紫暗，舌有瘀斑、瘀点，脉细涩，伴见午后低热，或五心烦热，口燥，咽干等为特征。

【气血阴阳并补】

炙甘草汤

（1）出处：《伤寒论·辨太阳病脉证并治下》："伤寒脉结代，心动悸，炙甘草汤主之。"

（2）处方、制法及用法：甘草四两（炙），生姜三两（切），人参二两，生地黄一斤，桂枝三两（去皮），阿胶二两，麦门冬半升（去心），麻仁半升，大枣三十枚（擘）。上九味，以清酒七升，水八升，先煮八味，取三升，去滓，内胶，烊消尽，温服一升，日三服。

（3）功效：滋阴养血，益气温阳，复脉定悸。

（4）主治：①阴血阳气虚弱，心脉失养证：脉结代，心动悸，虚羸少气，舌光少苔,或质干而瘦小者;②虚劳肺痿:干咳无痰,或咳吐涎沫,量少,形瘦短气,虚烦不眠,自汗盗汗,咽干舌燥,大便干结,脉虚数。

(5)在糖尿病治疗中的应用:可用于糖尿病心肌病之心脉失养证。临床以脉结代,心动悸,虚羸少气,舌光少苔,或质干而瘦小等为特征。

(二)祛痰剂

【燥湿化痰】

1. 二陈汤

(1)出处:《太平惠民和剂局方》卷四:"二陈汤:治痰饮为患,或呕吐恶心,或头眩心悸,或中脘不快,或发为寒热,或因食生冷,脾胃不和。"

(2)处方、制法及用法:半夏(汤洗七次)、橘红各五两,白茯苓三两,甘草(炙)一两半。上为咬咀。每服四钱,用水一钱,生姜七片,乌梅一个,同煎六分,去滓,热服,不拘时候。

(3)功效:燥湿化痰,理气和中。

(4)主治:痰湿内阻,脾胃不和,胸膈痞闷,呕吐恶心,或头眩心悸,或咳嗽痰多。

(5)在糖尿病治疗中的应用:可用于糖尿病之痰浊中阻证。临床以头重昏蒙,视物旋转,胸闷,恶心,呕吐痰涎,食少,嗜睡、乏力,小便不利,舌质淡,舌苔白厚或腻垢,脉濡滑等为特征。

2. 金水六君煎

(1)出处:《景岳全书》:"金水六君煎……治肺肾虚寒,水泛为痰,或年迈阴虚,血气不足,外受风寒,咳嗽呕恶,多痰喘急等证,神效。"

(2)处方、制法及用法:当归二钱,熟地三五钱,陈皮一钱半,半夏二钱,茯苓二钱,炙甘草一钱。水二钟,生姜三五七片,煎七八分,食远温服。

(3)功效:补气养血,化痰平喘。

(4)主治:气血两虚,虚痰阻肺,喘促,气短,心悸乏力,痰多,口干,舌胖而淡,脉细弱。

(5)在糖尿病治疗中的应用:可用于糖尿病证属上消之肺肾两虚者。临床表现为喘促,气短,心悸乏力,咳嗽,痰多,口干,舌胖而淡,脉细弱。

【清热化痰】

1. 小陷胸汤

（1）出处：《伤寒论·辨太阳病脉证并治下》："小结胸病，正在心下，按之则痛，脉浮滑者，小陷胸汤主之。"

（2）处方、制法及用法：黄连一两，半夏半升（洗），栝楼实一枚（大者）。上三味，以水六升，先煮栝楼，取三升，去滓，内诸药，煮取二升，去滓，分温三服。

（3）功效：清热化痰，宽胸散结。

（4）主治：痰热互结证。胸脘痞闷，按之则痛，或咳嗽痰黄稠，口苦，舌苔黄腻，脉滑数。

（5）在糖尿病治疗中的应用：可用于糖尿病前期之湿热蕴结证、糖尿病之痰热证。临床以脘腹痞胀、纳呆、恶心、口干、不欲饮，四肢困重，或腹大坚满，肌肤肿胀，或胁肋隐痛，面目发黄，或便下脓血，肛门坠胀，或小便短赤、尿频、涩痛，或带下色黄、臭秽，或指趾关节红肿、灼痛，或痈疽疮疖、丘疹、脓疱泛发，舌质红，舌苔黄腻，或兼灰黑，脉滑数或弦滑，可伴见发热，渴不欲饮，小便短赤，大便黏滞等为特征。

2. 温胆汤

（1）出处：《三因极一病证方论》："治大病后，虚烦不得眠，此胆寒故也，此药主之。又治惊悸。""治心胆虚怯，触事易惊，或梦寐不祥，或异象惑，遂致心惊胆慑，气郁生涎，涎与气搏，变生诸证，或短气悸乏，或复自汗，四肢浮肿，饮食无味，心虚烦闷，坐卧不安。"

（2）处方、制法及用法：半夏（汤洗七次）、竹茹、枳实（麸炒，去瓤）各二两，橘皮三两（去白），甘草（炙）一两，茯苓一两半。上为锉散，每服四大钱，水一盏半，姜五片，枣一个，煎七分，去滓，食前服。

（3）功效：理气化痰，清胆和胃。

（4）主治：胆胃不和，痰热内扰证。胆怯易惊，虚烦不宁，失眠多梦，或呕恶呃逆，或眩晕，或癫痫等，苔腻微黄，脉弦滑。

（5）在糖尿病治疗中的应用：可用于糖尿病常见症状失眠之胆胃不和、痰热内扰证。临床以失眠，心烦，惊悸不宁，呕吐呃逆，可伴见胆怯易惊，头晕，胸闷，痰多，口苦，舌淡红或红苔腻微黄，脉弦滑等为特征。

【化痰息风】

半夏白术天麻汤

（1）出处：《医学心悟》："眩，谓眼黑；晕者，头旋也。古称头旋眼花是也。其中有肝火内动者，经云诸风掉眩皆属肝木是也，逍遥散主之。有湿痰壅遏者，书云头旋眼花，非天麻、半夏不除是也，半夏白术天麻汤主之。"

（2）处方、制法及用法：半夏一钱五分，天麻一钱，茯苓一钱，橘红一钱，白术三钱，甘草五分。生姜一片，大枣二枚，水煎服。

（3）功效：化痰息风，健脾祛湿。

（4）主治：风痰上扰证。眩晕，头痛，胸膈痞闷，恶心呕吐，舌苔白腻，脉弦滑。

（5）在糖尿病治疗中的应用：可用于糖尿病伴高血压之痰浊中阻证。临床以头重昏蒙，视物旋转，胸闷，恶心，呕吐痰涎，食少，嗜睡、乏力，小便不利，舌质淡，舌苔白厚或腻垢，脉濡滑等为特征。

（三）泻下剂

【寒下】

1. 小承气汤

（1）出处：《伤寒论·辨阳明病脉证并治》："阳明病，脉迟，虽汗出不恶寒者，其身必重，短气，腹满而喘，有潮热者，此外欲解，可攻里也。手足濈然汗出者，此大便已鞕也，大承气汤主之；若汗多，微发热恶寒者，外未解也，其热不潮，未可与承气汤；若腹大满不通者，可与小承气汤，微和胃气，勿令至大泄下。"

（2）处方、制法及用法：大黄四两，厚朴二两（炙，去皮），枳实三枚（炙，大者）。上三味，以水四升，煮取一升二合，去滓，分温二服。初服汤，当更衣，不尔者，尽饮之；若更衣者，勿服之。

（3）功效：轻下热结，除满消痞。

（4）主治：阳明腑实证，谵语潮热，脘腹胀满。胃肠实热，大便秘结，舌苔黄，脉滑数。

（5）在糖尿病治疗中的应用：可用于糖尿病常见症状便秘之胃肠实热证。临床以胃脘灼痛、渴喜饮冷，腹胀或痛，大便秘结，小便短黄，舌质红，舌苔黄，脉数实有力，或伴见口舌生疮，口臭，唇裂，齿浮、龈肿等为特征。

2. 大承气汤

（1）出处：《伤寒论·辨阳明病脉证并治》："阳明病，脉迟，虽汗出不恶寒者，其身必重，短气，腹满而喘，有潮热者，此外欲解，可攻里也。手足濈然汗出者，此大便已鞭也，大承气汤主之；若汗多，微发热恶寒者，外未解也，其热不潮，未可与承气汤；若腹大满不通者，可与小承气汤，微和胃气，勿令至大泄下。"

（2）处方、制法及用法：大黄四两（酒洗），厚朴半斤（炙，去皮），枳实五枚（炙），芒硝三合。上四味，以水一斗，先煮二物，取五升，去滓，内大黄，更煮取二升，去滓，内芒硝，更上微火一二沸，分温再服。得下，余勿服。

（3）功效：峻下热积，除满消痞。

（4）主治：阳明腑实证。潮热谵语，手足濈然汗出，矢气频频，大便不通，脘腹满痛拒按，舌苔焦黄起刺，或焦黑燥裂，脉沉滑或沉迟有力；热结旁流，下利清水，臭秽难闻，脐腹疼痛，按之坚硬有块，热厥，高热神昏，扬手掷足，烦躁饮冷，便秘不通。

（5）在糖尿病治疗中的应用：可用于糖尿病常见症状便秘之胃肠实热证。临床表现为大便燥结如羊屎，脘腹胀满，甚者疼痛拒按，按之坚硬有块，舌苔黄，甚者焦黑燥裂，脉滑数有力。

3. 大黄牡丹汤

（1）出处：《金匮要略·疮痈肠痈浸淫病脉证并治》："肠痈者，少腹肿痞，按之即痛如淋，小便自调，时时发热，自汗出，复恶寒，其脉迟紧者，脓未成，可下之，当有血。脉洪数者，脓已成，不可下也，大黄牡丹汤主之。"

（2）处方、制法及用法：大黄四两，牡丹一两，桃仁五十个，瓜子半升，芒硝三合。上五味，以水六升，煮取一升，去滓，内芒硝，再煎沸，顿服之，有脓当下；如无脓，当下血。

（3）功效：泄热破瘀，散结消肿。

（4）主治：湿热瘀滞之肠痈初起。右下腹疼痛拒按，或右足屈而不伸，伸则痛甚，甚则局部肿痞，或时时发热，自汗恶寒，舌苔薄腻而黄，脉滑数。

（5）在糖尿病治疗中的应用：可用于糖尿病肾病终末期浊毒上逆，症见精神萎靡，神疲嗜睡，胸闷纳呆，恶心呕吐，口有秽臭，尿少无尿等。

【润下】

1. 济川煎

（1）出处：《景岳全书》："便闭有不得不通者，凡伤寒杂证等病，但属阳明实热可攻之类,皆宜以热结治法,通而去之。若察其元气已虚,既不可泻,而下焦胀闭又通不宜缓者,但用济川煎主之,则无有不达。"

(2)处方、制法及用法:当归三五钱,牛膝二钱,肉苁蓉(酒洗去咸)二三钱,泽泻一钱半,升麻五七分或一钱,枳壳一钱。水一盅半,煎七八分,食前服。

(3)功效:温肾益精,润肠通便。

(4)主治:肾阳虚弱,精津不足证。大便秘结,小便清长,腰膝酸软,头目眩晕,舌淡苔白,脉沉迟。

(5)在糖尿病治疗中的应用:用于糖尿病常见症状便秘之阳虚便秘证。临床以大便秘结,小便清长,腰膝酸软,头目眩晕,舌淡苔白,脉沉迟等为特征。

2. 麻子仁丸

(1)出处:《伤寒论·辨阳明病脉证并治》:"趺阳脉浮而涩,浮则胃气强,涩则小便数,浮涩相抟,大便则鞕,其脾为约,麻子仁丸主之。"

(2)处方、制法及用法:麻子仁二升,芍药半斤,枳实半斤(炙),大黄(去皮)一斤,厚朴(炙,去皮)一尺,杏仁(去皮尖,熬,别作脂)一升。上六味,蜜和丸如梧桐子大,饮服十丸,日三服,渐加,以知为度。

(3)功效:润肠泄热,行气通便。

(4)主治:肠胃燥热,脾约便秘证。大便干结,小便频数,苔微黄少津。

(5)在糖尿病治疗中的应用:可用于糖尿病常见症状便秘之胃肠积热证。临床以大便秘结,小便频数,可伴见脘腹痞满,舌质红,舌苔黄,趺阳脉浮而涩等为特征。

(四)温里剂

【温中祛寒】

1. 小建中汤

(1)出处:《伤寒论·辨太阳病脉证并治中》:"伤寒,阳脉涩,阴脉弦,法当腹中急痛,先与小建中汤;不差者,小柴胡汤主之。"

(2)处方、制法及用法:桂枝三两(去皮),甘草三两(炙),大枣十二枚(擘),芍药六两,生姜三两(切),胶饴一升。上六味,以水七升,煮取三升,去滓,内饴,更上微火消解,温服一升,日三服。呕家不可用建中汤,以甜故也。

注:临床中胶饴的应用可能会影响血糖水平,应慎用;对于血糖达标且确需使用的患者,使用过程中应密切监测血糖变化。

（3）功效：温中补虚，和里缓急。

（4）主治：虚劳里急、腹痛喜按，或心中悸动、虚烦不宁、面色无华，或手足烦热，咽干口燥，舌淡苔薄白，脉沉。

（5）在糖尿病治疗中的应用：可用于糖尿病常见症状脘腹疼痛、便秘之肝脾不和证。因七情所伤，五志怫郁，或夹内生湿热火瘀等邪，致使肝脾功能失调所引起的一类证候，表现为虚劳里急、腹痛喜按，或心中悸动、虚烦不宁、面色无华，或手足烦热，咽干口燥，舌淡苔薄白，脉沉等。

2. 大建中汤

（1）出处：《金匮要略·腹满寒疝宿食病脉证治》："心胸中大寒痛，呕不能饮食，腹中寒，上冲皮起，出见有头足，上下痛而不可触近，大建中汤主之。"

（2）处方、制法及用法：蜀椒二合（去汗），干姜四两，人参二两。上三味，以水四升，煮取二升，去滓，内胶饴一升，微火煎取一升半，分温再服。如一炊顷，可饮粥二升，后更服。

注：临床中胶饴的应用可能会影响血糖水平，应慎用；对于血糖达标且确需使用的患者，使用过程中应密切监测血糖变化。

（3）功效：温中补虚，降逆止痛。

（4）主治：脾胃虚寒，脘腹疼痛，呕逆不能食，或腹中辘辘有声，苔薄白，脉沉。

（5）在糖尿病治疗中的应用：可用于糖尿病之中阳衰弱、阴寒内盛之脘腹痛剧者。

3. 吴茱萸汤

（1）出处：《伤寒论·辨阳明病脉证并治》："食谷欲呕，属阳明也，吴茱萸汤主之。"

《伤寒论·辨厥阴病脉证并治》："干呕，吐涎沫，头痛者，吴茱萸汤主之。"

《伤寒论·辨少阴病脉证并治》："少阴病，吐利，手足逆冷，烦躁欲死者，吴茱萸汤主之。"

（2）处方、制法及用法：吴茱萸一升（洗），人参三两，生姜六两（切），大枣十二枚（擘）。上四味，以水七升，煮取二升，去滓，温服七合，日三服。

（3）功效：温中补虚，降逆止呕。

（4）主治：①胃寒呕吐证：食谷欲呕，或兼胃脘疼痛，吞酸嘈杂，舌淡，脉沉弦而迟；②肝寒上逆证：干呕吐涎沫，头痛，巅顶痛甚，舌淡，脉沉弦；③肾寒上逆证：呕吐下利，手足厥冷，烦躁欲死，舌淡，脉沉细。

（5）在糖尿病治疗中的应用：可用于糖尿病胃轻瘫之脾胃虚寒证。临床以腹胀、食少,下利稀薄,甚则完谷不化,或脘腹冷痛,喜温、喜按,畏冷,肢凉,面色萎黄,舌质淡,舌苔白润,脉沉迟无力等为特征。

4. 理中丸

(1)出处:《伤寒论》:"霍乱,头痛,发热,身疼痛,热多欲饮水者,五苓散主之;寒多不用水者,理中丸主之。""大病差后,喜唾,久不了了者,胸上有寒,当以丸药温之,宜理中丸。"

(2)处方、制法及用法:人参、白术、甘草(炙)、干姜各三两。上四味,捣筛,蜜和为丸,如鸡子黄许大。以沸汤数合,和一丸,研碎,温服之,日三四、夜二服。腹中未热,益至三四丸,然不及汤。汤法,以四物,依两数切,用水八升,煮取三升,去滓,温服一升,日三服。服汤后如食顷,饮热粥一升许,微自温,勿发揭衣被。

(3)功效:温中祛寒,补气健脾。

(4)主治:①脾胃虚寒证:脘腹绵绵作痛,喜温喜按,呕吐,大便稀溏,脘痞食少,畏寒肢冷,口不渴,舌淡苔白润,脉沉细或沉迟无力;②阳虚失血证:便血、吐血、衄血或崩漏等,血色暗淡,质清稀;③脾胃虚寒所致的胸痹,或病后多涎唾,或小儿慢惊等。

(5)在糖尿病治疗中的应用:可用于糖尿病常见症状食欲下降之脾胃虚寒证。临床以腹胀、食少,大便稀溏,完谷不化,或脘腹冷痛,喜温、喜按,畏冷,肢凉,面色无华,舌质淡,舌苔白润,脉沉迟无力等为特征。

5. 甘草干姜汤

(1)出处:《伤寒论·辨太阳病脉证并治上》:"伤寒脉浮,自汗出,小便数,心烦,微恶寒,脚挛急,反与桂枝,欲攻其表,此误也。得之便厥,咽中干,烦躁吐逆者,作甘草干姜汤与之,以复其阳;若厥愈、足温者,更作芍药甘草汤与之,其脚即伸;若胃气不和,谵语者,少与调胃承气汤;若重发汗,复加烧针者,四逆汤主之。"

(2)处方、制法及用法:甘草四两(炙),干姜二两。上二味,以水三升,煮取一升五合,去滓,分温再服。

(3)功效:温中散寒。

(4)主治:中焦虚寒。

(5)在糖尿病治疗中的应用:可用于脾胃阳虚,手足不温,口不渴,烦躁吐逆;或虚弱尿频,下半身常冷,咳唾痰稀,眩晕短气,脉沉无力等。

【回阳救逆】

1. 干姜附子汤

（1）出处:《伤寒论·辨太阳病脉证并治中》:"下之后,复发汗,昼日烦躁不得眠,夜而安静,不呕不渴,无表证,脉沉微,身无大热者,干姜附子汤主之。"

（2）处方、制法及用法:干姜一两,附子一枚(生用,去皮,切八片)。上二味,以水三升,煮取一升,去滓,顿服。

（3）功效:峻补元阳。

（4）主治:伤寒下之后,复发汗。昼日烦躁不得眠,夜而安静,不呕不渴;无表证,脉沉微,身无大热者。

（5）在糖尿病治疗中的应用:可用于糖尿病肾阳虚者。临床以神疲、欲寐,畏寒、肢冷、腰膝以下尤甚,面色㿠白或黧黑,小便清长,夜尿频数,舌质淡或胖,舌苔白,脉沉弱,尺部无力,或伴见性欲衰减,阳痿、早泄,小便白浊,心悸、喘促,水肿,五更泄泻,白带清稀量多,小腹或阴部有冷感,崩漏不止等为特征。

2. 四逆汤

（1）出处:《伤寒论·辨太阳病脉证并治上》:"伤寒脉浮,自汗出,小便数,心烦,微恶寒,脚挛急,反与桂枝,欲攻其表,此误也。得之便厥,咽中干,烦躁吐逆者,作甘草干姜汤与之,以复其阳;若厥愈、足温者,更作芍药甘草汤与之,其脚即伸;若胃气不和,谵语者,少与调胃承气汤;若重发汗,复加烧针者,四逆汤主之。"

（2）处方、制法及用法:甘草二两(炙),干姜一两半,附子一枚(生用,去皮,破八片)。上三味,以水三升,煮取一升二合,去滓,分温再服。强人可大附子一枚、干姜三两。

（3）功效:回阳救逆。

（4）主治:少阴病,心肾阳衰寒厥证。

（5）在糖尿病治疗中的应用:可用于糖尿病之上消,或糖尿病足证属阳虚寒凝者。临床以胸胁、脘腹冷痛,局部或有包块,腰膝酸楚,得温稍减,形寒、肢冷,月经后期,痛经,经色紫暗夹块,齿摇、齿冷,舌质淡胖或暗滞,舌苔白滑,脉沉迟等为特征。

3. 通脉四逆汤

（1）出处:《伤寒论·辨厥阴病脉证并治》:"下利清谷,里寒外热,汗出而厥者,通脉四逆汤主之。"

（2）处方、制法及用法：甘草（炙）二两，附子（生，去皮，破八片。大者）一枚，干姜三两（强人可四两）。上三味，以水三升，煮取一升二合，去滓，分温再服，其脉即出者愈。

（3）功效：破阴回阳，通达内外。

（4）主治：少阴病，阴盛格阳证。症见下利清谷，里寒外热，手足厥逆，脉微欲绝，身反不恶寒，其人面色赤，或腹痛，或干呕，或咽痛，或利止、脉不出者。

（5）在糖尿病治疗中的应用：用于糖尿病性泌汗障碍之阴盛格阳证。临床以手足厥冷，小便清长，大便清冷，舌质淡或紫暗，舌苔白，脉沉弦，或浮大无力，伴见身热反欲衣被，面色浮红，口渴欲热饮等为特征。

【温经散寒】

1. 当归四逆汤

（1）出处：《伤寒论·辨厥阴病脉证并治》："手足厥寒，脉细欲绝者，当归四逆汤主之。"

（2）处方、制法及用法：当归三两，桂枝三两（去皮），芍药三两，细辛三两，甘草二两（炙），通草二两，大枣二十五枚（擘）。上七味，以水八升，煮取三升，去滓。温服一升，日三服。

（3）功效：温经散寒，养血通脉。

（4）主治：血虚寒厥证。手足厥寒，或腰、股、腿、足、肩臂疼痛，口不渴，舌淡苔白，脉沉细或细而欲绝。

（5）在糖尿病治疗中的应用：可用于糖尿病常见症状肢体凉麻痛之寒凝血瘀证。临床以肢体、唇舌等苍白、青紫，关节肿胀、冷痛，或局部触及肿块，皮色不变，得温痛减，形寒、畏冷，舌质紫暗，舌苔白，脉沉迟而涩，或伴见痛经，月经后期，经色紫暗夹块等为特征。

2. 黄芪桂枝五物汤

（1）出处：《金匮要略·血痹虚劳病脉证并治》："血痹阴阳俱微，寸口关上微，尺中小紧，外证身体不仁，如风痹状，黄芪桂枝五物汤主之。"

（2）处方、制法及用法：黄芪三两，芍药三两，桂枝三两，生姜六两，大枣十二枚。上五味，以水六升，煮取二升，温服七合，日三服。

（3）功效：益气温经，和血通痹。

（4）主治：血痹。肌肤麻木不仁，微恶风寒，舌淡，脉微涩而紧。

（5）在糖尿病治疗中的应用：可用于糖尿病周围神经病变之营卫气血亏虚

证。临床以肢体麻木,感觉减退或感觉异常,四肢凉,怕风,自汗,乏力,面色无华,可伴见肢体疼痛,关节拘急不利,头晕,舌淡暗,脉微涩而紧等为特征。

(五)解表剂

【辛温解表】

1.小青龙汤

(1)出处:《伤寒论·辨太阳病脉证并治中》:"伤寒表不解,心下有水气,干呕发热而咳,或渴,或利,或噎,或小便不利、少腹满,或喘者,小青龙汤主之。"

(2)处方、制法及用法:麻黄三两(去节),芍药三两,细辛三两,干姜三两,甘草三两(炙),桂枝三两(去皮),五味子半升,半夏半升(洗)。上八味,以水一斗,先煮麻黄,减二升,去上沫,内诸药,煮取三升,去滓,温服一升。

(3)功效:解表散寒,温肺化饮。

(4)主治:外寒内饮证。风寒客表,水饮内停,恶寒发热,无汗,头身疼痛,咳嗽气喘,痰多清稀,甚则咳喘不能平卧,或干呕,或头面四肢水肿,舌苔白滑,脉浮。

(5)在糖尿病治疗中的应用:可用于糖尿病素有水饮,复感风寒,外寒引动内饮,症见咳喘胸闷、水肿身重等为主者。

2.桂枝汤

(1)出处:《伤寒论·辨太阳病脉证并治上》:"太阳中风,阳浮而阴弱。阳浮者,热自发;阴弱者,汗自出。啬啬恶寒,淅淅恶风,翕翕发热,鼻鸣干呕者,桂枝汤主之。"

(2)处方、制法及用法:桂枝(去皮)三两,芍药三两,甘草(炙)二两,生姜(切)三两,大枣(擘)十二枚。上五味,㕮咀三味,以水七升,微火煮取三升,去滓,适寒温,服一升。服已须臾,啜热稀粥一升余,以助药力。温覆令一时许,遍身漐漐微似有汗者益佳,不可令如水流漓,病必不除。若一服汗出病差,停后服,不必尽剂。若不汗,更服依前法。又不汗,后服小促其间。半日许,令三服尽。若病重者,一日一夜服,周时观之。服一剂尽,病证犹在者,更作服。若汗不出,乃服至二三剂。禁生冷、黏滑、肉面、五辛、酒酪、臭恶等物。

(3)功效:解肌发表,调和营卫。

(4)主治:外感风寒表虚证。恶风发热,汗出头痛,鼻鸣干呕,苔白不渴,脉浮缓或浮弱。

(5)在糖尿病治疗中的应用:用于糖尿病常见症状汗症之营卫不和证。临床以发热,或微恶风寒,时有汗出,脉缓等为特征。

3. 文蛤汤

(1)出处:《金匮要略·呕吐哕下利病脉证治》:"吐后,渴欲得水而贪饮者,文蛤汤主之。"

(2)处方、制法及用法:文蛤五两,麻黄三两,甘草三两,生姜三两,石膏五两,杏仁五十枚,大枣十二枚。上七味,以水六升,煮取二升,温服一升,汗出即愈。

(3)功效:温肺散寒,利水除湿。

(4)主治:表寒里饮,饮热互结。

(5)在糖尿病治疗中的应用:可用于糖尿病常见症状尿频之肾阴亏虚、肾气不固者。临床以小便频数而清,余溺不尽,或遗尿,二便失禁,或遗精、早泄,或月经淋沥不尽,胎动易滑,或动辄喘促,气不相续,耳鸣、耳聋,腰膝酸软,舌质淡,舌苔白,脉弱等为特征。

(六)和解剂

【和解少阳】

1. 小柴胡汤

(1)出处:《伤寒论·辨太阳病脉证并治中》:"伤寒五六日中风,往来寒热,胸胁苦满,嘿嘿不欲饮食,心烦喜呕,或胸中烦而不呕,或渴,或腹中痛,或胁下痞鞕,或心下悸、小便不利,或不渴、身有微热,或咳者,小柴胡汤主之。"

(2)处方、制法及用法:柴胡半斤,黄芩三两,人参三两,半夏半升(洗),甘草三两(炙),生姜三两(切),大枣十二枚(擘)。上七味,以水一斗二升,煮取六升,去滓,再煎取三升,温服一升,日三服。

(3)功效:和解少阳。

(4)主治:少阳证枢机不利。往来寒热,胸胁苦满,默默不欲饮食,心烦喜呕,口苦,咽干,目眩,舌苔薄白,脉弦。

(5)在糖尿病治疗中的应用:可用于糖尿病常见症状焦虑抑郁之肝气郁结证。临床以情志抑郁,胸胁或少腹胀闷、窜痛,善太息,乳房胀痛,月经不调,舌质淡红,脉弦或弦细有力、关上尤甚,病情随情绪变化而增减等为特征。

2. 柴胡加龙骨牡蛎汤

（1）出处：《伤寒论·辨太阳病脉证并治中》："伤寒八九日，下之，胸满烦惊，小便不利，谵语，一身尽重，不可转侧者，柴胡加龙骨牡蛎汤主之。"

（2）处方、制法及用法：柴胡四两，龙骨、黄芩、生姜（切）、铅丹、人参、桂枝（去皮）、茯苓各一两半，半夏（洗）二合半，大黄二两，牡蛎（熬）一两半，大枣（擘）六枚。上十二味，以水八升，煮取四升，内大黄，切如棋子，更煮一二沸，去滓，温服一升。

（3）功效：和解少阳，通阳泄热，重镇安神。

（4）主治：伤寒少阳兼痰热扰心证。症见胸满烦惊，小便不利，谵语，一身尽重，不可转侧。

（5）在糖尿病治疗中的应用：可用于糖尿病常见的精神神经症状。临床以失眠，抑郁，焦虑，恐惧，胸闷，心悸，疲乏，舌质淡红或红，舌苔腻或黄腻，脉弦滑或弦细，可伴见大便秘结，小便不利，或小便短赤等为特征。

【调和肝脾】

1. 逍遥散

（1）出处：《太平惠民和剂局方》："逍遥散：治血虚劳倦，五心烦热，肢体疼痛，头目昏重，心忪颊赤，口燥咽干，发热盗汗，减食嗜卧，及血热相搏，月水不调，脐腹胀痛，寒热如疟。又疗室女血弱阴虚，荣卫不和，痰嗽潮热，肌体羸瘦，渐成骨蒸。"

（2）处方、制法及用法：甘草（微炙赤）半两，当归（去苗，锉，微炒）、茯苓（去皮，白者）、芍药（白）、白术、柴胡（去苗）各一两。上为粗末，每服二钱（6g），水一大盏，烧生姜一块切破，薄荷少许，同煎至七分，去渣热服，不拘时候。

（3）功效：疏肝解郁，养血健脾。

（4）主治：肝郁血虚脾弱证。两胁作痛，头痛目眩，口燥咽干，神疲食少，或往来寒热，或月经不调，乳房胀痛，脉弦而虚。

（5）在糖尿病治疗中的应用：可用于糖尿病之肝郁脾虚证。临床以情志抑郁，两胁疼痛，或月经不调，乳房胀，头晕目眩，视物模糊，肢体麻木，神疲，食少，舌淡红，脉弦而虚等为特征。

2. 痛泻要方

（1）出处：《丹溪心法》。

（2）处方、制法及用法：炒白术三两，炒芍药二两，炒陈皮两半，防风一两。

上锉,分八帖,水煎或丸服。

(3)功效:补脾柔肝,祛湿止泻。

(4)主治:脾虚肝旺之痛泻。肠鸣腹痛,大便泄泻,泻必腹痛,泻后痛缓(或泻后仍腹痛),舌苔薄白,脉两关不调,左弦而右缓者。

(5)在糖尿病治疗中的应用:可用于糖尿病常见症状腹泻之肝脾不和证。临床以腹泻,泻必腹痛,泻后痛缓(或泻后仍腹痛),肠鸣,可伴见急躁易怒,纳减,腹胀,舌苔薄白,脉弦或缓弱等为特征。

3. 当归芍药散

(1)出处:《金匮要略·妇人妊娠病脉证并治》:"妇人怀娠,腹中疞痛,当归芍药散主之。"

(2)处方、制法及用法:当归三两,芍药一斤,茯苓四两,白术四两,泽泻半斤,芎䓖半斤。上六味,杵为散,取方寸匕,酒和,日三服。

(3)功效:养肝和血,健脾祛湿。

(4)主治:肝脾两虚,血瘀湿滞证。

(5)在糖尿病治疗中的应用:可用于糖尿病周围神经病变之气虚血瘀证。临床以局部刺痛,痛处不移,舌质淡暗或紫,边有瘀点、瘀斑,脉沉细或涩,伴见面色暗淡,身倦、乏力,少气、懒言等为特征。

【表里双解】

1. 大柴胡汤

(1)出处:《伤寒论·辨太阳病脉证并治中》:"太阳病,过经十余日,反二三下之,后四五日,柴胡证仍在者,先与小柴胡汤。呕不止,心下急,郁郁微烦者,为未解也,与大柴胡汤,下之则愈。"

(2)处方、制法及用法:柴胡半斤,黄芩三两,芍药三两,半夏半升(洗),生姜五两(切),枳实四枚(炙),大枣十二枚(擘)。上七味,以水一斗二升,煮取六升,去滓再煎,温服一升,日三服。一方加大黄二两。若不加,恐不为大柴胡汤。

(3)功效:和解少阳,内泄热结。

(4)主治:少阳、阳明合病。往来寒热,胸胁苦满,呕不止,郁郁微烦,心下痞硬,或心下满痛,大便不解或协热下利,舌苔黄,脉弦有力。

(5)在糖尿病治疗中的应用:可用于糖尿病常见症状口干多饮之肝胃郁热证。因肝气郁结、胃热内盛所致,临床以胃脘灼痛,泛酸,嘈杂,心烦、易怒,两胁闷胀,口干,口苦,舌质红,舌苔黄,脉弦数等为特征。

2. 厚朴七物汤

(1)出处:《金匮要略·腹满寒疝宿食病脉证治》:"病腹满,发热十日,脉浮而数,饮食如故,厚朴七物汤主之。"

(2)处方、制法及用法:厚朴半斤,甘草三两,大黄三两,大枣十枚,枳实五枚,桂枝二两,生姜五两。上七味,以水一斗,煮取四升,温服八合,日三服。

(3)功效:解肌散寒,和胃泻肠。

(4)主治:①太阳中风证与阳明热证相兼:腹满,腹痛,大便硬或不大便,饮食尚可,发热,恶风寒,汗出,脉浮数;②阳明肠胃寒证:腹满,腹痛,且以胀为主,大便不畅,舌淡,脉沉(此即寒多者加生姜至半斤)。

(5)在糖尿病治疗中的应用:可用于糖尿病常见症状腹胀之胃肠阴寒证。临床表现为腹满,腹痛,且以腹部胀满为主,或伴有大便不畅,舌淡,脉沉。

【调和寒热】

1. 半夏泻心汤

(1)出处:《伤寒论·辨太阳病脉证并治下》:"伤寒五六日,呕而发热者,柴胡汤证具,而以他药下之,柴胡证仍在者,复与柴胡汤。此虽已下之,不为逆,必蒸蒸而振,却发热汗出而解。若心下满而鞕痛者,此为结胸也,大陷胸汤主之。但满而不痛者,此为痞,柴胡不中与之,宜半夏泻心汤。"

(2)处方、制法及用法:半夏半升(洗),黄芩三两,干姜三两,人参三两,黄连一两,大枣十二枚(擘),甘草三两(炙)。上七味,以水一斗,煮取六升,去滓,再煎取三升,温服一升,日三服。

(3)功效:寒热平调,散结除痞。

(4)主治:寒热互结之痞证。心下痞,但满而不痛,或呕吐,肠鸣下利,舌苔腻而微黄。

(5)在糖尿病治疗中的应用:①糖尿病常见症状腹胀之寒热错杂证,泛指寒证与热证错杂同时并见的一类证候,临床以胃脘痞胀、反酸嗳气、舌苔腻而微黄等为特征;②糖尿病常见症状易饥多食之胃热脾虚证,临床以胃脘闷胀、灼痛,嘈杂、泛酸,不食则饥,食后脘腹胀痛,大便溏薄或干结,烦热,口渴,舌质红,舌苔薄黄,脉弦细或滑,伴见消瘦、乏力等为特征;③糖尿病前期之湿热蕴结证,临床以脘腹痞胀,纳呆、恶心,口干、不欲饮,四肢困重,或腹大坚满,肌肤肿胀,或胁肋隐痛,面目发黄,或便下脓血,肛门坠胀,或小便短赤,尿频、涩痛,或带下色黄、臭秽,或指趾关节红肿、灼痛,或痈疽疮疖、丘疹、脓疱泛发,舌质红,舌苔黄腻,或兼灰黑,脉滑数或弦滑,可伴见发热,渴不欲饮,小便短赤,大便黏滞等为特征。

2.甘草泻心汤

(1)出处:《伤寒论·辨太阳病脉证并治下》:"伤寒中风,医反下之,其人下利日数十行,谷不化,腹中雷鸣,心下痞鞕而满,干呕心烦不得安。医见心下痞,谓病不尽,复下之,其痞益甚。此非结热,但以胃中虚,客气上逆,故使鞕也,甘草泻心汤主之。"

(2)处方、制法及用法:甘草四两(炙),黄芩三两,干姜三两,半夏半升(洗),黄连一两,大枣十二枚(擘)。上六味,以水一斗,煮取六升,去滓,再煎取三升,温服一升,日三服。

(3)功效:和胃补中,降逆消痞。

(4)主治:胃气虚弱痞证。症见下利日数十行,谷不化,腹中雷鸣,心下痞硬而满,干呕,心烦不得安。

(5)在糖尿病治疗中的应用:可用于糖尿病常见症状胃脘胀满之胃气虚弱证。临床以胃脘痞闷、隐痛、喜按,不思饮食,或得食痛缓,神疲、乏力,舌质淡嫩,舌苔薄白,脉弱等为特征。

(七)安神剂

【补养安神】

1.孔圣枕中丹

(1)出处:《备急千金要方》。

(2)处方、制法及用法:龟甲、龙骨、远志、石菖蒲各等分。上为末,酒服方寸匕(3g),日三,常服令人大聪。

(3)功效:补肾宁心,益智安神。

(4)主治:心肾不交之健忘失眠,心神不安,或头目眩晕,舌红苔薄白,脉细弦。

(5)在糖尿病治疗中的应用:可用于糖尿病常见症状失眠之心肾不交证。临床以心烦、失眠,惊悸、多梦,头晕、耳鸣,腰膝酸软,梦遗、口燥、咽干,五心烦热,甚则潮热、盗汗,舌质红,舌苔少,脉细数等为特征。

2.甘麦大枣汤

(1)出处:《金匮要略·妇人杂病脉证并治》:"妇人脏躁,喜悲伤欲哭,象如神灵所作,数欠伸,甘麦大枣汤主之。"

(2)处方、制法及用法:甘草三两,小麦一升,大枣十枚。上三味,以水六升,煮取三升,温分三服。亦补脾气。

(3)功效:养心安神,和中缓急。

(4)主治:脏躁。精神恍惚,常悲伤欲哭,不能自主,心中烦乱,睡眠不安,甚则言行失常,呵欠频作,舌淡红苔少,脉细略数。

(5)在糖尿病治疗中的应用:可用于糖尿病常见症状焦虑抑郁之忧郁伤神证。临床以情绪低落,神志恍惚,呵欠频作,独处不语,悲忧善哭,心悸、失眠,多梦、易醒,甚则彻夜不寐,哭笑无常,神情淡漠,疲乏、无力,舌质红,舌苔薄,脉弦细,可伴见心胸烦闷,注意力下降,甚或出现幻视、幻听,梦游、夜游等为特征。

3. 酸枣仁汤

(1)出处:《金匮要略·血痹虚劳病脉证并治》:"虚烦虚劳不得眠,酸枣仁汤主之。"

(2)处方、制法及用法:酸枣仁二升,甘草一两,知母二两,茯苓二两,芎䓖二两。上五味,以水八升,煮酸枣仁,得六升,内诸药,煮取三升,分温三服。

(3)功效:养血安神,清热除烦。

(4)主治:肝血不足,虚热内扰之虚烦不眠证。虚烦失眠,心悸不安,头目眩晕,咽干口燥,舌红,脉弦细。

(5)在糖尿病治疗中的应用:可用于糖尿病常见症状失眠之肝血不足、阴虚有热证。临床以虚烦不寐,多梦易醒,咽干口燥,盗汗,可伴心悸、头晕,肢体麻木,舌偏红,苔薄白,脉弦细等为特征。

【重镇安神】

1. 朱砂安神丸

(1)出处:《内外伤辨惑论》:"如气浮心乱,以朱砂安神丸镇固之则愈。"

(2)处方、制法及用法:朱砂五钱(另研,水飞为衣),甘草五钱五分,黄连六钱(去须净,酒洗),当归二钱五分(去芦),生地黄一钱五分。上药除朱砂外,四味共为细末,汤浸蒸饼为丸,如黍米大,以朱砂为衣。每服十五丸或二十丸,津唾咽下,食后;或温水、凉水少许送下亦得。

(3)功效:镇心安神,清热养血。

(4)主治:心火亢盛,阴血不足证。心神烦乱,失眠多梦,惊悸怔忡,或胸中懊恼,舌尖红,脉细数。

(5)在糖尿病治疗中的应用:可用于糖尿病常见症状失眠之心火亢盛、阴血不足证。临床以心烦、失眠、多梦、呓语,甚或躁狂,或口舌生疮,吐衄尿赤,面赤,口渴,舌质红,舌苔黄,脉滑数,可伴见发热,大便秘结,小便短赤等为特征。

2. 桂枝甘草龙骨牡蛎汤

(1)出处:《伤寒论·辨太阳病脉证并治中》:"火逆下之,因烧针烦躁者,桂枝甘草龙骨牡蛎汤主之。"

(2)处方、制法及用法:桂枝(去皮)一两,甘草(炙)二两,牡蛎(熬)二两,龙骨二两。上四味,以水五升,煮取二升半,去滓,温服八合,日三服。

(3)功效:温补心阳,安神定悸。

(4)主治:心阳不足证。烦躁不安,心悸,或失眠,心胸憋闷,畏寒肢冷,气短自汗,面色苍白,舌淡苔白,脉迟无力。

(5)在糖尿病治疗中的应用:用于糖尿病精神性疾病之心阳不足、心神浮越证。临床以心悸,失眠,烦躁,甚者惊狂,卧起不安,畏寒,肢冷,舌淡苔白,脉无力等为特征。

【交通心肾】

1. 交泰丸

(1)出处:《韩氏医通》:"黄连……生用为君,佐官桂少许,煎百沸,入蜜,空心服,能使心肾交于顷刻。"

(2)处方、制法及用法:川黄连五钱,肉桂心五分。上为末,炼蜜为丸,空心淡盐汤送下。

(3)功效:交通心肾。

(4)主治:心火偏亢,心肾不交证。怔忡不宁,或夜寐不安,口舌生疮。

(5)在糖尿病治疗中的应用:可用于糖尿病常见症状失眠之心肾不交证。临床以心烦、失眠,惊悸、多梦,头晕、耳鸣,腰膝酸软,梦遗,口燥、咽干,五心烦热,甚则潮热、盗汗,舌质红,舌苔少,脉细数等为特征。

2. 黄连阿胶汤

(1)出处:《伤寒论·辨少阴病脉证并治》:"少阴病,得之二三日以上,心中烦,不得卧,黄连阿胶汤主之。"

(2)处方、制法及用法:黄连四两,黄芩二两,芍药二两,鸡子黄二枚,阿胶三两。上五味,以水六升,先煮三物,取二升,去滓,内胶烊尽,小冷,内鸡子黄,搅令相得,温服七合,日三服。

(3)功效:滋阴降火,除烦安神。

(4)主治:阴虚火旺,心肾不交证。心中烦热,失眠不得卧,口燥咽干,舌红苔少,脉细数。

(5)在糖尿病治疗中的应用:用于糖尿病常见症状失眠之阴虚火旺证。临床以失眠,心烦,口燥、咽痛,可伴见牙龈肿痛,骨蒸潮热,低热或烘热,大便干结,小便短赤,或阳强易举,遗精,梦交,舌质红、少津、中有裂纹,舌苔少或无,脉细数等为特征。

(八)清热剂

【清热解毒】

1.五味消毒饮

(1)出处:《医宗金鉴》。

(2)处方、制法及用法:金银花三钱,野菊花、蒲公英、紫花地丁、紫背天葵子各一钱二分。水二钟,煎八分,加无灰酒半钟,再滚二三沸时热服。渣,如法再煎服,被盖出汗为度。

(3)功效:清热解毒,消散疔疮。

(4)主治:火毒结聚之疔疮。疔疮初起,发热恶寒,疮形似粟,坚硬根深,状如铁钉,以及痈疡疖肿,局部红肿热痛,舌红苔黄,脉数。

(5)在糖尿病治疗中的应用:可用于糖尿病足溃疡之热毒炽盛证。临床以高热,烦渴,面红,口臭,大便燥结,小便短赤,舌质红绛,舌苔黄燥或焦黄,脉弦数或滑,足部痈疡溃烂,红肿热痛,伴见皮肤红斑、紫斑密布,疹色红赤或紫暗,或腹痛挛急,腹中包块,或黄疸加深,大便脓血,或月经淋沥、崩下,肛门肿痛等为特征。

2.四妙勇安汤

(1)出处:《验方新编》(清代鲍相璈)。

(2)处方、制法及用法:金银花三两,玄参三两,当归二两,甘草一两。

(3)功效:清热解毒,活血止痛。

(4)主治:热毒炽盛之脱疽。

(5)在糖尿病治疗中的应用:可用于糖尿病足溃疡之湿热毒盛证。临床以患肢肿胀、灼痛,皮肉紫暗,日轻夜重,局部溃破、滋水、溢脓,创面腐烂,浸淫蔓延,舌质红绛,舌苔黄腻,脉弦滑数,可伴见发热、口渴、心烦、躁动、便秘、溲赤,或突发成簇水疱、剧烈疼痛等为特征。

【清脏腑热】

1. 玉女煎

(1)出处:《景岳全书》:"玉女煎……治水亏火盛,六脉浮洪滑大,少阴不足,阳明有余,烦热干渴,头痛牙疼,失血等证,如神、如神。若大便溏泄者,乃非所宜。"

(2)处方、制法及用法:生石膏三五钱,熟地三五钱或一两,麦冬二钱,知母、牛膝各钱半。水一盅半,煎七分,温服或冷服。

(3)功效:清胃热,滋肾阴。

(4)主治:胃热阴虚证。头痛,牙痛,齿松牙衄,烦热干渴,舌红苔黄而干。亦治消渴、消谷善饥等。

(5)在糖尿病治疗中的应用:可用于糖尿病常见症状口干口渴之胃热炽盛证。临床以胃脘灼痛、拒按、嘈杂、泛酸,或多食、善饥,渴喜冷饮,大便秘结,小便短黄,舌质红,舌苔黄,脉数,可伴见牙龈肿痛,齿衄,口臭等为特征。

2. 左金丸

(1)出处:《丹溪心法》。

(2)处方、制法及用法:黄连六两,茱萸一两。上为末,粥丸。一方名左金丸,治肺火,茱萸或半两,水丸,白汤下。

(3)功效:清泻肝火,降逆止呕。

(4)主治:胁肋疼痛,嘈杂吞酸,呕吐口苦,舌红苔黄,脉弦数。

(5)在糖尿病治疗中的应用:可用于糖尿病常见症状反酸、胃胀之肝火犯胃证。临床以胁肋、胃脘灼热、作痛,口苦,口干,呕吐苦水,大便秘结,小便黄,舌质红,舌苔黄,脉弦数等为特征。

【清气分热】

1. 白虎加人参汤

(1)出处:《伤寒论·辨太阳病脉证并治下》:"伤寒若吐若下后,七八日不解,热结在里,表里俱热,时时恶风,大渴,舌上干燥而烦,欲饮水数升者,白虎加人参汤主之。"

（2）处方、制法及用法：知母六两，石膏一斤（碎，绵裹），甘草（炙）二两，人参二两，粳米六合。上五味，以水一斗，煮米熟汤成，去滓，温服一升，日三服。

（3）功效：清热，益气，生津。

（4）主治：气分热盛，气津两伤证。

（5）在糖尿病治疗中的应用：可用于糖尿病之热盛伤津证，糖尿病视网膜病变之阴虚燥热、目络不利者。临床以发热、口渴、喜饮、咽燥、大便干结，小便少，甚则皮肤干瘪，眼眶凹陷，舌质红而干，舌苔黄燥，脉细数等为特征。

2. 白虎汤

（1）出处：《伤寒论》："伤寒脉浮滑，此以表有热，里有寒，白虎汤主之。""三阳合病，腹满身重，难以转侧，口不仁，面垢，谵语遗尿，发汗则谵语，下之则额上生汗，手足逆冷。若自汗出者，白虎汤主之。""伤寒脉滑而厥者，里有热，白虎汤主之。"

（2）处方、制法及用法：知母六两，石膏一斤（碎，绵裹），甘草二两（炙），粳米六合。上四味，以水一斗，煮米熟汤成，去滓，温服一升，日三服。

（3）功效：清热生津。

（4）主治：气分热盛证。壮热面赤，烦渴引饮，汗出恶热，脉洪大有力。

（5）在糖尿病治疗中的应用：可用于糖尿病之阴虚热盛证。临床以潮热或午后热甚，两颧潮红，盗汗，烦躁，口干，小便短黄，大便干结，舌质红而干，舌苔少，脉细数，或伴见干咳、咯血等为特征。

3. 竹叶石膏汤

（1）出处：《伤寒论·辨阴阳易差后劳复病脉证并治》："伤寒解后，虚羸少气，气逆欲吐，竹叶石膏汤主之。"

（2）处方、制法及用法：竹叶二把，石膏一斤，半夏半升（洗），麦门冬一升（去心），人参二两，甘草二两（炙），粳米半升。上七味，以水一斗，煮取六升，去滓，内粳米，煮米熟，汤成，去米，温服一升，日三服。

（3）功效：清热生津，益气和胃。

（4）主治：伤寒、温病、暑病余热未清，气阴两伤证。身热多汗，心胸烦闷，气逆欲呕，口干喜饮，虚羸少气，或虚烦不寐，舌红苔少，脉虚数。

（5）在糖尿病治疗中的应用：可用于糖尿病常见症状汗症之气阴两伤证。临床以神疲、乏力、烦渴、气促，汗出淋漓，唇焦、齿枯，形体瘦羸，舌质嫩红或干绛，舌苔少或无，脉细数或散大无力，可伴见潮热或低热不止，白瘖色枯，大便干结，小便短少等为特征。

【清虚热】

1. 当归六黄汤

（1）出处：《兰室秘藏》："当归六黄汤：治盗汗之圣药也。"

（2）处方、制法及用法：当归、生地黄、熟地黄、黄柏、黄芩、黄连各等分，黄芪加一倍。上为粗末，每服五钱，水二盏，煎至一盏，食前服，小儿减半服之。

（3）功效：滋阴泻火，固表止汗。

（4）主治：阴虚火旺盗汗。发热盗汗，面赤心烦，口干唇燥，大便干结，小便黄赤，舌红苔黄，脉数。

（5）在糖尿病治疗中的应用：可用于糖尿病常见症状汗症之阴虚火旺证。临床以骨蒸潮热，低热或烘热、烦躁、易怒、失眠、头胀、眩晕、口燥、咽痛、大便干结，小便短赤，或阳强易举，遗精，梦交，舌质红、少津，中有裂纹，舌苔少或无，脉细数，甚或伴见衄血、咳血、吐血、便血、崩漏等各种血证，血色鲜红等为特征。

2. 文蛤散

（1）出处：《金匮要略·消渴小便不利淋病脉证并治》："渴欲饮水不止者，文蛤散主之。"

（2）处方、制法及用法：文蛤五两。上一味，杵为散，以沸汤五合，和服方寸匕。

（3）功效：滋阴降火，生津止渴。

（4）主治：肾阴虚火旺。

（5）在糖尿病治疗中的应用：可用于糖尿病常见症状口渴之肾阴虚火旺证。临床以骨蒸潮热、盗汗，或烘热、颧红，五心烦热，口燥、咽干，耳鸣轰响，腰膝酸痛，舌质红而干，舌苔少或无，脉细数，可伴见小便频涩或痛，溲浊黄赤，或性欲亢盛，梦遗、梦交，月经量多，崩漏不止等为特征。

3. 百合地黄汤

（1）出处：《金匮要略·百合狐惑阴阳毒病脉证治》："百合病不经吐、下、发汗，病形如初者，百合地黄汤主之。"

（2）处方、制法及用法：百合七枚（擘），生地黄汁一升。上以水洗百合，渍一宿，当白沫出，去其水，更以泉水二升，煎取一升，去滓，内地黄汁，煎取一升五合，分温再服。

（3）功效：滋阴清热。

（4）主治：百合病，阴虚内热，神志恍惚，沉默寡言，如寒无寒，如热无热，时而欲食，时而恶食，口苦，小便赤。

（5）在糖尿病治疗中的应用：可用于糖尿病常见症状失眠之阴虚火旺证。临床以骨蒸潮热，低热或烘热，烦躁、易怒、失眠、多梦、头胀、眩晕、口燥、咽痛、大便干结、小便短赤，或阳强易举，遗精、梦交，舌质红、少津、中有裂纹，舌苔少或无，脉细数，甚或伴见衄血、咳血、吐血、便血、崩漏等各种血证，血色鲜红等为特征。

4. 百合知母汤

（1）出处：《金匮要略·百合狐惑阴阳毒病脉证治》："百合病发汗后者，百合知母汤主之。"

（2）处方、制法及用法：百合七枚（擘），知母三两（切）。上先以水洗百合，渍一宿，当白沫出，去其水，更以泉水二升，煮取一升，去滓；别以泉水二升煎知母，取一升，去滓；后合和，煎取一升五合，分温再服。

（3）功效：清热养阴。

（4）主治：百合病，发汗后，心烦口渴。肺胃阴虚火旺，烦躁不眠。

（5）在糖尿病治疗中的应用：可用于糖尿病常见症状失眠之肺胃阴虚火旺证。临床以骨蒸潮热，低热或烘热，烦躁、易怒、失眠，头胀、眩晕、口燥、咽痛、大便干结，小便短赤，或阳强易举，遗精、梦交，舌质红、少津、中有裂纹，舌苔少或无，脉细数，甚或伴见衄血、咳血、吐血、便血、崩漏等各种血证，血色鲜红等为特征。

5. 栀子豉汤

（1）出处：《伤寒论·辨太阳病脉证并治中》："发汗后，水药不得入口为逆，若更发汗，必吐下不止。发汗、吐下后，虚烦不得眠，若剧者，必反复颠倒，心中懊侬，栀子豉汤主之。"

（2）处方、制法及用法：栀子（擘）十四个，香豉（绵裹）四合。上二味，以水四升，先煮栀子，得二升半，内豉，煮取一升半，去滓，分为二服，温进一服，得吐者，止后服。

（3）功效：温阳健脾，行气利水。

（4）主治：热郁胸膈不寐证。症见身热心烦，虚烦不得眠，或心中懊侬，反复颠倒，或心中窒，或心中结痛，舌红苔微黄，脉数。

（5）在糖尿病治疗中的应用：可用于糖尿病常见症状失眠之热郁胸膈证。临床以胸膈痞闷或隐痛，懊侬、心烦，坐卧不安，舌质红或绛，舌苔微黄或少苔，脉浮数或弦数，可伴见身热不甚、饥不欲食等为特征。

(九)祛湿剂

【利水渗湿】

1.五苓散

(1)出处:《伤寒论·辨太阳病脉证并治中》:"太阳病,发汗后,大汗出,胃中干,烦躁不得眠,欲得饮水者,少少与饮之,令胃气和则愈。若脉浮,小便不利,微热消渴者,与五苓散主之。"

(2)处方、制法及用法:猪苓十八铢(去皮),泽泻一两六铢,白术十八铢,茯苓十八铢,桂枝半两(去皮)。上五味,捣为散,以白饮和服方寸匕,日三服。多饮暖水,汗出愈。

(3)功效:利水渗湿,温阳化气。

(4)主治:①蓄水证:小便不利,头痛微热,烦渴欲饮,甚则水入即吐,舌苔白,脉浮;②痰饮证:脐下动悸,吐涎沫而头眩,或短气而咳者;③水湿内停证:水肿,泄泻,小便不利,以及霍乱吐泻等。

(5)在糖尿病治疗中的应用:可用于糖尿病常见症状水肿之痰浊中阻证。临床以头重昏蒙,视物旋转,胸闷,恶心,呕吐痰涎,食少,嗜睡、乏力,小便不利,舌质淡,舌苔白厚或腻垢,脉濡滑等为特征。

2.胃苓汤

(1)出处:《增补内经拾遗》卷三引《局方》。

(2)处方、制法及用法:苍术(泔浸)八钱,陈皮五钱,厚朴(姜制)五钱,甘草(蜜炙)三钱,泽泻二钱五分,猪苓一钱半,赤茯苓(去皮)一钱半,白术一钱半,肉桂一钱。上药锉碎。上合和,姜枣煎,空心服。

(3)功效:祛湿和胃,行气利水。

(4)主治:夏秋之间,脾胃伤冷,水谷不分,泄泻如水,以及水肿、腹胀、小便不利者。

(5)在糖尿病治疗中的应用:可用于糖尿病常见症状腹泻之脾虚痰湿证。临床以体胖困重,容易疲劳,神疲、嗜睡,舌质淡胖,舌苔白腻,脉濡缓,伴见食少、腹胀、便溏等为特征。

3.猪苓汤

(1)出处:《伤寒论》:"若脉浮,发热,渴欲饮水,小便不利者,猪苓汤主之。""少阴病,下利六七日,咳而呕渴,心烦不得眠者,猪苓汤主之。"

（2）处方、制法及用法：猪苓（去皮）、茯苓、泽泻、阿胶、滑石（碎）各一两。上五味，以水四升，先煮四味，取二升，去滓，内阿胶烊消。温服七合，日三服。

（3）功效：利水渗湿，养阴清热。

（4）主治：水热互结伤阴证。发热，口渴欲饮，小便不利，或心烦不寐，或咳嗽，或呕恶，或下利，舌红苔白或微黄，脉细数。亦治热淋、血淋等。

（5）在糖尿病治疗中的应用：可用于糖尿病肾病之水热互结伤阴证。临床以水肿，小便不利，口干，心烦不得眠，可伴见心悸，腰酸痛，尿血，耳鸣，潮热盗汗，舌红苔白或微黄，脉细数等为特征。

【祛湿化浊】

完带汤

（1）出处：《傅青主女科》："夫带下俱是湿症，而以带名者，因带脉不能约束而有此病，故以名之。盖带脉通于任督，任督病而带脉始病……况加以脾气之虚，肝气之郁，湿气之侵，热气之逼，安得不成带下之病哉！故妇人有终年累月下流白物，如涕如唾，不能禁止，甚则臭秽者，所谓白带也。夫白带乃湿盛而火衰，肝郁而气弱，则脾土受伤，湿土之气下陷，是以脾精不守，不能化荣血以为经水，反变成白滑之物，由阴门直下，欲自禁而不可得也。治法宜大补脾胃之气，稍佐以舒肝之品，使风木不闭塞于地中，则地气自升腾于天上，脾气健而湿气消，自无白带之患矣。方用完带汤。"

（2）处方、制法及用法：白术一两（土炒），山药一两（炒），人参二钱，白芍五钱（炒），车前子三钱（酒炒），苍术三钱（制），甘草一钱，陈皮五分，黑芥穗五分，柴胡六分。水煎服。

（3）功效：补脾疏肝，化湿止带。

（4）主治：脾虚肝郁，湿浊下注之带下。带下色白，清稀无臭，倦怠便溏，舌淡苔白，脉缓或濡弱。

（5）在糖尿病治疗中的应用：可用于糖尿病常见症状胃脘胀满之肝郁脾虚、湿气郁结证。临床以胃脘胀满，或胸膈胀闷，反酸嗳气，上气喘急，心下痞满，不思饮食，苔白，脉弦等为特征。

【温化水湿】

1. 苓桂术甘汤

（1）出处：《金匮要略·痰饮咳嗽病脉证并治》："心下有痰饮，胸胁支满，目眩,苓桂术甘汤主之。""夫短气有微饮,当从小便去之,苓桂术甘汤主之;肾气丸亦主之。"

(2)处方、制法及用法:茯苓四两,桂枝、白术各三两,甘草二两。上四味,以水六升,煮取三升,分温三服。

(3)功效:温阳化饮,健脾利湿。

(4)主治:中阳不足之痰饮。胸胁支满,目眩心悸,短气而咳,舌苔白滑,脉弦滑或沉紧。

(5)在糖尿病治疗中的应用:可用于糖尿病前期之脾虚痰湿证、糖尿病肾病呕吐之痰饮内停证。脾虚痰湿证,临床以体胖困重,容易疲劳,神疲、嗜睡,舌质淡胖,舌苔白腻,脉濡缓,伴见食少、腹胀、便溏等为特征;痰饮内停证,泛指痰饮滞留或凝聚于人体肌腠、经络、脏腑、官窍等部位所引起的一类证候。

2. 实脾散

(1)出处:《济生方》:"阴水为病,脉来沉迟,色多青白,不烦不渴,小便涩少而清,大腑多泄,此阴水也,则宜用温暖之剂,如实脾散、复元丹是也。"

(2)处方、制法及用法:厚朴(去皮,姜制,炒)、白术、木瓜(去瓤)、木香(不见火)、草果仁、大腹子、附子(炮,去皮脐)、白茯苓(去皮)、干姜(炮)各一两,甘草(炙)半两。上咬咀,每服四钱,水一盏半,生姜五片,大枣一枚,煎至七分,去滓,温服,不拘时服。

(3)功效:清热除烦,宣发郁热。

(4)主治:脾肾阳虚,水气内停之阴水。身半以下肿甚,手足不温,口中不渴,胸腹胀满,大便溏薄,舌苔白腻,脉沉弦而迟者。

(5)在糖尿病治疗中的应用:可用于糖尿病肾病之脾肾阳虚证。临床以腰酸无力,脐腹冷痛,得温稍缓,久泻不止,或五更即泻,完谷不化,或久痢赤白,或水肿、少尿,舌质淡胖,舌苔白滑,脉迟缓、尺部无力,伴见畏冷、肢凉、面色㿠白等为特征。

3. 真武汤

(1)出处:《伤寒论》:"太阳病,发汗,汗出不解,其人仍发热,心下悸,头眩,身瞤动,振振欲擗地者,真武汤主之。""少阴病,二三日不已,至四五日,腹痛,小便不利,四肢沉重疼痛,自下利者,此为有水气,其人或咳,或小便利,或下利,或呕者,真武汤主之。"

(2)处方、制法及用法:茯苓三两,芍药三两,白术二两,生姜三两(切),附子一枚(炮,去皮,破八片)。上五味,以水八升,煮取三升,去滓,温服七合,日三服。

（3）功效：温阳利水。

（4）主治：①阳虚水泛证：畏寒肢厥，小便不利，心下悸动不宁，头目眩晕，身体筋肉眴动，站立不稳，四肢沉重疼痛，水肿，腰以下为甚；或腹痛，泄泻；或咳喘呕逆。舌质淡胖、边有齿痕，舌苔白滑，脉沉细。②太阳病发汗太过，阳虚水泛证：汗出不解，其人仍发热，心下悸，头眩，身眴动，振振欲擗地。

（5）在糖尿病治疗中的应用：用于糖尿病肾病水肿之脾肾阳虚证。临床以水肿，尿少，小便不利，腰酸无力，脐腹冷痛，得温稍缓，久泻不止，或五更即泻，完谷不化，舌质淡胖，舌苔白滑，脉迟缓、尺部无力，伴见畏冷、肢凉、面色㿠白等为特征。

【清热祛湿】

1. 茵陈蒿汤

（1）出处：《伤寒论·辨阳明病脉证并治》："阳明病，发热汗出者，此为热越，不能发黄也。但头汗出，身无汗，剂颈而还，小便不利，渴饮水浆者，此为瘀热在里，身必发黄，茵陈蒿汤主之。"

（2）处方、制法及用法：茵陈蒿六两，栀子十四枚（擘），大黄二两（去皮）。上三味，以水一斗二升，先煮茵陈，减六升，内二味，煮取三升，去滓，分三服。

（3）功效：泄热，利湿，退黄。

（4）主治：湿热黄疸。一身面目俱黄，黄色鲜明，发热，无汗或但头汗出，口渴欲饮，恶心呕吐，腹微满，小便短赤，大便不爽或秘结，舌红苔黄腻，脉沉数或滑数有力。

（5）在糖尿病治疗中的应用：可用于糖尿病伴非酒精性脂肪肝之湿热蕴结证。临床以脘腹痞胀，纳呆、恶心、口干、不欲饮，四肢困重，或腹大坚满，肌肤肿胀，或胁肋隐痛，面目发黄，或便下脓血，肛门坠胀，或小便短赤，尿频、涩痛，或带下色黄、臭秽，或指趾关节红肿、灼痛，或痈疽疮疖、丘疹、脓疱泛发，舌质红，舌苔黄腻，或兼灰黑，脉滑数或弦滑，可伴见发热，渴不欲饮，小便短赤，大便黏滞等为特征。

2. 麻黄连轺赤小豆汤

（1）出处：《伤寒论·辨阳明病脉证并治》："伤寒，瘀热在里，身必黄，麻黄连轺赤小豆汤主之。"

（2）处方、制法及用法：麻黄二两（去节），连轺二两（连翘根是），杏仁四十个（去皮尖），赤小豆一升，大枣十二枚（擘），生梓白皮（切）一升，生姜二两

（切），甘草二两（炙）。上八味，以潦水一升，先煮麻黄再沸，去上沫，内诸药，煮取三升，去滓，分温三服，半日服尽。

（3）功效：解表发汗，清热利湿。

（4）主治：阳黄兼表证。发热恶寒，无汗身痒，周身黄染如橘色，脉浮滑。

（5）在糖尿病治疗中的应用：可用于糖尿病皮肤病变之湿热证。临床以皮肤瘙痒，口干，心烦，尿黄，小便不利，或身目发黄，可伴见恶寒，头身困重，身热不扬，舌红，苔黄或黄腻或黄白相间，脉滑或滑数或浮滑等为特征。

（十）理气剂

【行气】

1. 半夏厚朴汤

（1）出处：《金匮要略·妇人杂病脉证并治》："妇人咽中如有炙脔，半夏厚朴汤主之。"

（2）处方、制法及用法：半夏一升，厚朴三两，茯苓四两，生姜五两，干苏叶二两。上五味，以水七升，煮取四升，分温四服，日三夜一服。

（3）功效：行气散结，降逆化痰。

（4）主治：梅核气。咽中如有物阻，咯吐不出，吞咽不下，或咳或呕，舌苔白润或白滑，脉弦缓或弦滑。

（5）在糖尿病治疗中的应用：可用于糖尿病常见症状焦虑抑郁之气滞痰凝证。临床以胸胁、脘腹胀闷或窜痛，咳吐白痰，咽中或瘙痒或有阻塞感，或肌肤肿硬、麻木，可触及质地柔软的圆滑肿块，舌苔白腻，脉弦滑等为特征。

2. 四磨汤

（1）出处：《济生方》："四磨汤……治七情伤感，上气喘息，妨闷不食。"

（2）处方、制法及用法：人参、槟榔、沉香、天台乌药。上四味，各浓磨水，和作七分盏，煎三五沸，放温服。

（3）功效：行气降逆，宽胸散结。

（4）主治：肝气郁结证。胃脘胀满，或胸膈胀闷，上气喘急，心下痞满，不思饮食，苔白，脉弦。

（5）在糖尿病治疗中的应用：可用于糖尿病胃轻瘫之肝气郁结证。临床以情志抑郁，胸胁或腹部胀闷、窜痛，善太息，乳房胀痛，月经不调，舌质淡红，脉弦或弦细有力、关上尤甚，病情随情绪变化而增减等为特征。

3. 柴胡疏肝散

（1）出处：《证治准绳·类方》引《统旨》。

（2）处方、制法及用法：柴胡、陈皮（醋炒者二钱）、川芎、芍药、枳壳（麸炒）各一钱半，甘草（炙）五分，香附一钱半。上作一服，水二盏，煎八分，食前服。

（3）功效：疏肝解郁，行气止痛。

（4）主治：肝气郁滞证。胁肋疼痛，胸闷喜太息，情志抑郁或易怒，或嗳气，脘腹胀满，脉弦。

（5）在糖尿病治疗中的应用：可用于糖尿病常见症状腹胀、焦虑抑郁之肝气郁结证。临床以情志抑郁，脘腹胀满，胁肋疼痛，胸闷，善太息，乳房胀痛，月经不调，舌质淡红，脉弦或弦细有力、关上尤甚，病情随情绪变化而增减等为特征。

4. 越鞠丸

（1）出处：《丹溪心法》："解诸郁，又名芎术丸。"

（2）处方、制法及用法：苍术、香附、川芎、神曲、栀子各等分。上为末，水丸如绿豆大。

（3）功效：行气解郁。

（4）主治：六郁证。胸膈痞闷，脘腹胀痛，嗳腐吞酸，恶心呕吐，饮食不消。

（5）在糖尿病治疗中的应用：可用于糖尿病常见症状腹胀之气滞痰阻证。临床以胸膈痞闷，脘腹胀痛，可伴见胸胁痛，或关节痛，或嗳腐吞酸，饮食不消，或咽喉有如痰梗，咯吐不出、吞咽不下，平时痰多而黏，舌苔腻，脉弦滑等为特征。

【降气】

1. 旋覆代赭汤

（1）出处：《伤寒论·辨太阳病脉证并治下》："伤寒发汗，若吐若下，解后心下痞鞕，噫气不除者，旋覆代赭汤主之。"

（2）处方、制法及用法：旋覆花三两，人参二两，生姜五两，代赭一两，甘草三两（炙），半夏半升（洗），大枣十二枚（擘）。上七味，以水一斗，煮取六升，去滓，再煎取三升。温服一升，日三服。

（3）功效：降逆化痰，益气和胃。

（4）主治：胃虚痰阻气逆证。胃脘痞闷或胀满，按之不痛，频频嗳气，或见纳差、呃逆、恶心，甚或呕吐，舌苔白腻，脉缓或滑。

（5）在糖尿病治疗中的应用：可用于糖尿病胃轻瘫之胃气虚弱、痰浊内阻证。临床以嗳气，胃胀，可伴见食欲下降，反胃，呕吐，或吐涎沫，舌苔白滑，脉弦而虚等为特征。

2. 橘皮竹茹汤

（1）出处：《金匮要略·呕吐哕下利病脉证治》："哕逆者，橘皮竹茹汤主之。"

（2）处方、制法及用法：橘皮二升，竹茹二升，大枣三十枚，生姜半斤，甘草五两，人参一两。上六味，以水一斗，煮取三升，温服一升。日三服。

（3）功效：降逆止呃，益气清热。

（4）主治：胃虚有热之呃逆。呃逆或干呕，虚烦少气，口干，舌红嫩，脉虚数。

（5）在糖尿病治疗中的应用：可用于糖尿病胃肠病之胃虚有热证。临床以打嗝或干呕明显，可伴见胃胀，胃痛，食欲减退，口干，舌红嫩，脉虚数等为特征。

（十一）理血剂

【活血祛瘀】

1. 血府逐瘀汤

（1）出处：《医林改错》。

（2）处方、制法及用法：当归三钱，生地三钱，桃仁四钱，红花三钱，枳壳二钱，赤芍二钱，柴胡一钱，甘草二钱，桔梗一钱半，川芎一钱半，牛膝三钱。水煎服。

（3）功效：活血化瘀，行气止痛。

（4）主治：胸中血瘀证。胸痛，头痛，日久不愈，痛如针刺而有定处，或呃逆日久不止，或饮水即呛，干呕，或内热瞀闷，或心悸怔忡，失眠多梦，急躁易怒，入暮潮热，唇暗或两目暗黑，舌质暗红或有瘀斑、瘀点，脉涩或弦紧。

（5）在糖尿病治疗中的应用：可用于糖尿病常见症状口干口渴、失眠之瘀血内阻证。瘀血内阻证，泛指因瘀血凝积，阻滞气血，导致相关组织及脏腑器官功能障碍所引起的一类证候。

2. 身痛逐瘀汤

（1）出处：《医林改错》。

（2）处方、制法及用法：秦艽一钱，川芎二钱，桃仁三钱，红花三钱，甘草二钱，羌活一钱，没药二钱，当归三钱，灵脂二钱（炒），香附一钱，牛膝三钱，地龙二钱（去土）。水煎服。

（3）功效：活血行气，祛瘀通络，通痹止痛。

（4）主治：瘀血痹阻经络证。肩痛、臂痛、腰痛、腿痛，或周身疼痛，痛如针刺，经久不愈。

（5）在糖尿病治疗中的应用：可用于糖尿病周围神经病变之气虚血瘀证。临床以局部刺痛或麻木，舌质淡暗或紫，边有瘀点、瘀斑，脉沉细或涩，伴见面色暗淡，身倦、乏力，少气、懒言等为特征。

3. 桂枝茯苓丸

（1）出处：《金匮要略·妇人妊娠病脉证并治》："妇人宿有癥病，经断未及三月，而得漏下不止，胎动在脐上者，为癥痼害。妊娠六月动者，前三月经水利时，胎也。下血者，后断三月衃也。所以血不止者，其癥不去故也，当下其癥，桂枝茯苓丸主之。"

（2）处方、制法及用法：桂枝、茯苓、牡丹（去心）、桃仁（去皮尖，熬）、芍药各等分。上五味，末之，炼蜜和丸，如兔屎大，每日食前服一丸（3g），不知，加至三丸。

（3）功效：活血化瘀，缓消癥块。

（4）主治：瘀阻胞宫证。妇人素有癥块，妊娠漏下不止，或胎动不安，血色紫黑晦暗，腹痛拒按，或经闭腹痛，或产后恶露不尽而腹痛拒按者，舌质紫暗或有瘀点，脉沉涩。

（5）在糖尿病治疗中的应用：用于糖尿病周围神经病变之瘀血阻络证。临床以患处刺痛，固定不移，或见紫斑、肿块，或见出血色暗，舌质紫暗，或有瘀点，脉涩等为特征。

4. 桃核承气汤

（1）出处：《伤寒论·辨太阳病脉证并治中》："太阳病不解，热结膀胱，其人如狂，血自下，下者愈。其外不解者，尚未可攻，当先解其外；外解已，但少腹急结者，乃可攻之，宜桃核承气汤。"

（2）处方、制法及用法：桃仁五十个（去皮尖），大黄四两，桂枝二两（去皮），甘草二两（炙），芒硝二两。上五味，以水七升，煮取二升半，去滓，内芒硝，更上火，微沸下火，先食温服五合，日三服。

（3）功效：逐瘀泄热。

（4）主治：下焦蓄血证。症见少腹急结，小便自利，甚则烦躁谵语，神志如狂，至夜发热，以及血瘀经闭，痛经，脉沉实而涩者。

（5）在糖尿病治疗中的应用：可用于糖尿病之瘀血阻络证。临床以患处刺痛，固定不移，或见紫斑、肿块，或见出血色暗，舌质紫暗，或有瘀点，脉涩等为特征。

5. 温经汤

(1)出处:《金匮要略·妇人杂病脉证并治》:"妇人年五十所,病下利,数十日不止,暮即发热,少腹里急,腹满,手掌烦热,唇口干燥,何也? 师曰:此病属带下,何以故? 曾经半产,瘀血在少腹不去。何以知之? 其证唇口干燥,故知之。当以温经汤主之。""亦主妇人少腹寒,久不受胎,兼取崩中去血,或月水来过多,及至期不来。"

(2)处方、制法及用法:吴茱萸三两,当归、芎䓖、芍药各二两,人参、桂枝、阿胶、牡丹(去心)、生姜、甘草各二两,半夏半升,麦门冬一升(去心)。上十二味,以水一斗,煮取三升,分温三服。

(3)功效:温经散寒,养血祛瘀。

(4)主治:冲任虚寒、瘀血阻滞证。漏下不止,血色暗而有块,淋沥不畅,或月经超前或延后,或逾期不止,或一月再行,或经停不至,而见少腹里急,腹满,傍晚发热,手心烦热,唇口干燥,舌质暗红,脉细而涩。亦治妇人宫冷,久不受孕。

(5)在糖尿病治疗中的应用:可用于糖尿病出现月经不调之冲任虚寒、瘀血阻滞证。临床以月经不调,或提前或延后,或闭经,有血块,色暗,伴有口干唇燥,手心烦热,少腹冷痛,舌质暗红,脉细而涩等为特征。

(十二)治燥剂

【滋阴润燥】

1. 麦门冬汤

(1)出处:《金匮要略·肺痿肺痈咳嗽上气病脉证治》:"大逆上气,咽喉不利,止逆下气者,麦门冬汤主之。"

(2)处方、制法及用法:麦门冬七升,半夏一升,人参二两,甘草二两,粳米三合,大枣十二枚。上六味,以水一斗二升,煮取六升,温服一升,日三夜一服。

(3)功效:滋养肺胃,降逆下气。

(4)主治:①虚热肺痿:咳唾涎沫,短气喘促,咽干口燥,舌红少苔,脉虚数;②胃阴不足证:气逆呕吐,口渴咽干,舌红少苔,脉虚数。

(5)在糖尿病治疗中的应用:可用于糖尿病常见症状食欲下降之胃阴不足证。临床以胃脘痞胀或隐痛,善饥、嘈杂,不欲多食,口燥、咽干,呃逆呕哕,气短声微,大便干结,舌质红而干裂,舌苔少或无,脉细数,伴见烦热、懊侬,手足心热,形体消瘦等为特征。

2. 益胃汤

(1)出处:《温病条辨》:"阳明温病,下后汗出,当复其阴,益胃汤主之。"

(2)处方、制法及用法:沙参三钱,麦冬五钱,冰糖一钱,细生地五钱,玉竹(炒香)一钱五分。水五杯,煮取二杯,分二次服,渣再煮一杯服。

(3)功效:养阴益胃。

(4)主治:胃阴不足证。饥不欲食,口干咽燥,大便干结,舌红少津,脉细数。

(5)在糖尿病治疗中的应用:可用于糖尿病常见症状腹胀之胃阴不足证。临床以胃脘痞胀或隐痛、善饥、嘈杂、不欲多食、口燥、咽干、呃逆呕哕、气短声微、大便干结、舌质红而干裂、舌苔少或无、脉细数,伴见烦热、懊恼、手足心热、形体消瘦等为特征。

【轻宣外燥】

沙参麦冬汤

(1)出处:《温病条辨》:"燥伤肺胃阴分,或热或咳者,沙参麦冬汤主之。"

(2)处方、制法及用法:沙参三钱,玉竹二钱,生甘草一钱,冬桑叶一钱五分,麦冬三钱,生扁豆一钱五分,花粉一钱五分。水五杯,煮取二杯,日再服。

(3)功效:滋养肺胃,降逆下气。

(4)主治:①虚热肺痿:咳唾涎沫,短气喘促,咽干口燥,舌红少苔,脉虚数;②胃阴不足证:气逆呕吐,口渴咽干,舌红少苔,脉虚数。

(5)在糖尿病治疗中的应用:可用于糖尿病常见症状呃逆之胃阴亏虚证。临床以胃脘痞胀或隐痛、善饥、嘈杂、不欲多食、口燥、咽干、呃逆呕哕、气短声微、大便干结、舌质红而干裂、舌苔少或无、脉细数,伴见烦热、懊恼、手足心热、形体消瘦等为特征。

(十三)消食剂

【消食化滞】

枳实导滞丸

(1)出处:《内外伤辨惑论》:"治伤湿热之物,不得施化,而作痞满,闷乱不安。"

（2）处方、制法及用法：大黄一两，枳实（麸炒，去穰）、神曲（炒）各五钱，茯苓（去皮）、黄芩（去腐）、黄连（拣净）、白术各三钱，泽泻二钱。上件为细末，汤浸蒸饼为丸，如梧桐子大，每服五十丸至七十丸，温水送下，食远，量虚实加减服之。

（3）功效：消滞利湿，泄热通便。

（4）主治：湿热食积证。脘腹胀痛，下痢泄泻，或大便秘结，小便短赤，舌苔黄腻，脉沉有力。

（5）在糖尿病治疗中的应用：可用于糖尿病胃轻瘫之湿热食积证。临床以脘腹胀痛，大便秘结，或下痢泄泻，小便短赤，舌苔黄腻，脉沉有力等为特征。

（十四）治痈疮剂

【排脓消肿】

薏苡附子败酱散

（1）出处：《金匮要略·疮痈肠痈浸淫病脉证并治》："肠痈之为病，其身甲错，腹皮急，按之濡，如肿状，腹无积聚，身无热，脉数，此为腹内有痈脓，薏苡附子败酱散主之。"

（2）处方、制法及用法：薏苡仁十分，附子二分，败酱五分。上三味，杵为末，取方寸匕，以水二升，煎减半，顿服。小便当下。

（3）功效：排脓消肿。

（4）主治：肠痈内脓已成，身无热，肌肤甲错，腹皮急，按之濡，如肿状。

（5）在糖尿病治疗中的应用：可用于糖尿病常见皮肤病之寒热错杂、湿热瘀互结之证。临床以局部皮肤破溃，流脓，可伴见右少腹痛，肌肤甲错，面色黑，畏寒肢冷，舌淡晦、苔腻，脉数等为特征。

中药煎煮及服用方法

1.备锅

√：养生壶、砂锅、瓦、瓷、玻璃、陶、不锈钢
×：铁、铝、铜

2.浸泡

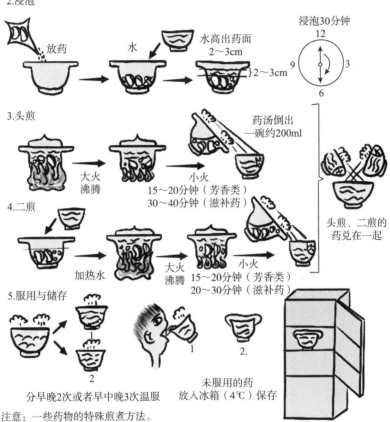

注意：一些药物的特殊煎煮方法。
（1）先煎：先煎药需要打碎先下锅，煎煮后30分钟左右再下其他药物；附子等有毒药，
　　　要先煎45～60分钟左右。
（2）后下：后下药在第一煎煎好前5～10分钟放入即可，以防其有效成分散失。
（3）包煎：包煎药要用纱布将药包好，再放入药锅煎煮。
（4）烊化：应单独加热溶化，与药汤兑服，或加入煎好的药汁中溶化后服用。
（5）另煎：贵重中药可以单独煎取汁液，兑入煎好的汤剂中服用。
（6）冲服：难溶于水的药物，如三七粉等，宜研末后用汤剂冲服。

中药代茶饮煎煮方法

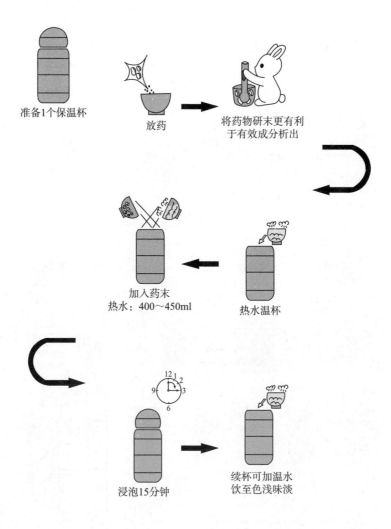

准备1个保温杯

放药

将药物研末更有利于有效成分析出

加入药末
热水：400～450ml

热水温杯

浸泡15分钟

续杯可加温水
饮至色浅味淡

参 考 文 献

[1] 中华中医药学会基层糖尿病防治专家指导委员会.国家糖尿病基层中医防治管理指南 （2022）[J].中医杂志,2022,63（24）:2397-2414.

[2] 中华医学会糖尿病学分会,国家基层糖尿病防治管理办公室.国家基层糖尿病防治管理 指南（2022）[J].中华内科杂志,2022,61（3）:249-262.

[3] 中华医学会糖尿病学分会.中国 2 型糖尿病防治指南（2020 年版）[J].中华糖尿病杂志, 2021,13（4）:315-409.

[4] 杨叔禹.糖尿病常见症状中医简明手册 [M].北京:人民卫生出版社,2022.

[5] 中国医师协会中西医结合医师分会内分泌与代谢病专业委员会. 2 型糖尿病病证结合 诊疗指南 [J].中医杂志,2021,62（4）:361-368.

[6] 中华医学会内分泌学分会,中华医学会糖尿病学分会,中国医师协会内分泌代谢科医师 分会,等.中国成人糖尿病前期干预的专家共识 [J].中华内分泌代谢杂志,2020,36（5）: 371-380.

[7] 唐国宝,杨叔禹.厦门市"三师共管"慢性非传染性疾病分级诊疗模式的实践与效果探 讨 [J].中华全科医师杂志,2016,15（2）:94-97.

[8] 杨叔禹.厦门市全科医学人才培养与慢性病管理模式介绍 [J].中国全科医学,2017,20 （20）:2526-2527.

[9] Xuejun Li,Zhibin Li,Changqin Liu,et al. Evaluation of the three-in-one team-based care model on hierarchical diagnosis and treatment patterns among patients with diabetes: a retrospective cohort study using Xiamen's regional electronic health records[J]. BMC Health Serv Res,2017,17（1）:779.

[10] 李津,黄滨,王生燕,等.不同糖尿病管理模式下防治糖尿病肾病的前瞻性研究 [J].中 华危重病急救医学,2019,31（12）:1497-1500.

[11] 黄滨,季旭东,王生燕,等.乡镇卫生院糖尿病专科医师 - 社区全科医师 - 护士联合管

理模式的效果评价 [J].中华全科医师杂志,2020,19(1):83-85.

[12] 刘文生.杨叔禹的"慢性病分级诊疗"事业——专访厦门市卫生计生委主任杨叔禹 [J].
中国医院院长,2015(18):69-72.

[13] 刘玲玲,许巧燕,张峻峰,等.三师共管糖尿病综合管理模式成效初探 [C]// 中华中医药
学会. 2015 年糖尿病学术年会暨第十六次中医糖尿病大会论文集.石家庄:中华中医
药学会,2015:345-350.

[14] 杨叔禹,王虎峰.用分级诊疗统筹医改　实现强基层、促健康、可持续——厦门分级诊
疗调研报告 [J].中国卫生管理研究,2016(1):16-38.

[15] 唐国宝,杨叔禹.分级诊疗视角下公立医院改革探索 [J].现代医院管理,2016,14(4):
7-9,32.

[16] 杨叔禹,陈粮.慢病先行　三师共管　分级诊疗改革让群众得实惠——厦门市推进分
级诊疗改革探索之路 [J].现代医院管理,2016,14(4):2-6.

[17] 曾雁冰,吴杰龙,陈帆,等.厦门市"三师共管"模式对居民社区首诊行为的影响研究 [J].
中国卫生事业管理,2017,34(8):566-569.

[18] 黄滨,刘静,季旭东,等.生活方式干预改善糖耐量异常人群胰岛素敏感性的效应 [J].
中国卫生标准管理,2020,11(21):44-47.

[19] 厉蓓,高越,王晓楠,等."三师共管模式"在全科住院医师规范化培训中的应用探索 [J].
中华全科医师杂志,2020,19(1):79-82.

[20] 张露露,郑旋玲,施丽丽."三师共管"对 2 型糖尿病患者自我管理及血糖控制状况的影
响 [J].中国卫生标准管理,2016,7(21):177-179.

[21] 花清梅,张紫冠,于灵灵,等.厦门市"三师共管"模式下高血压管理效果评价 [J].中华
高血压杂志,2020,28(7):671-675.

[22] 张兴祥,陈申荣.我国分级诊疗改革政策实施效果的量化评估——以试点城市厦门为
例 [J].福建论坛:人文社会科学版,2019(2):192-204.

[23] 欧阳浩光,梁燕玲.基于"三师共管"的个性化健康教育模式对社区 2 型糖尿病患者健
康素养的干预研究 [J].检验医学与临床,2019,16(2):204-207.

[24] 黄华玲,朱海华,陈光毅,等.分级诊疗"厦门模式"下鼓浪屿社区健康管理师工作体验
的质性研究 [J].全科护理,2018,16(35):4353-4355.

[25] 曾雁冰,王秋鹏,方亚.厦门市糖尿病"三师共管"模式的卫生经济学评价 [J].山东大学
学报:医学版,2019,57(8):89-94,109.

[26] 朱仁显,李欣.家庭医生签约服务制度的建构与完善对策——厦门市经验的研析 [J].
东南学术,2018(6):64-72.

[27] 姚冠华.厦门:"三师共管"保障居民健康 [J].中国卫生,2018(9):29-30.

[28] 张兴祥,王佩如.厦门市社区居民对分级诊疗的满意度及其影响分析[J].厦门特区党校学报,2018(4):40-45.

[29] 唐国宝,姜杰.厦门市"三师共管"家庭医生签约模式的实践与效果探讨[J].中华全科医师杂志,2018,17(7):510-513.

[30] 林芬,吴允章,林海南.厦门市"高友网、糖友网"患者的"三师共管"模式探讨及效果评价[J].中国全科医学,2018,21(25):3133-3138.

[31] 蒋程序."互联网+医疗"大背景下厦门市慢病管理的模式研究[D].福州:福建中医药大学,2018.

[32] 陈帆.厦门市高血压"三师共管"模式卫生经济学评价[D].厦门:厦门大学,2018.

[33] 吴杰龙.厦门市糖尿病"三师共管"模式卫生经济学评价[D].厦门:厦门大学,2018.

[34] 曾雁冰,陈乐乐,黄晓玲,等.厦门市医师和居民慢性病分级诊疗模式的认知及效果分析[J].中华全科医师杂志,2017,16(11):851-856.

[35] 石蕾,蔡育贤,蔡秋香."三师共管"模式下厦门农村社区高血压患者自我效能及影响因素研究[J].中国实用护理杂志,2017,33(27):2140-2143.

[36] 花清梅.厦门市中华社区高血压"三师共管"成效探讨[D].福州:福建医科大学,2017.

[37] 张兴祥,庄雅娟,陈梁.厦门市分级诊疗改革的制度变迁及供求分析[J].厦门特区党校学报,2017(1):15-22.

[38] 黄柳.分级诊疗的厦门"样本"[J].中国医院院长,2017(1):74-77.

[39] 刘华.分级诊疗的三足鼎立——从厦门模式看分级诊疗的技术应用[J].中国数字医学,2016,11(11):114-117.

[40] 王虎峰.用分级诊疗统筹医改实现强基层促健康可持续——厦门市分级诊疗跟踪调研报告(节选)[J].现代医院管理,2016,14(4):13-14.

[41] 刘远立.重心下沉分级诊疗——厦门市的三师共管模式(节选)[J].现代医院管理,2016,14(4):14-15.

[42] 李玲.以健康管理推动分级诊疗——厦门市医改调研报告(节选)[J].现代医院管理,2016,14(4):16.

[43] 陈凌炜.鼓浪屿社区分级诊疗的实践与效果分析[J].现代医院管理,2016,14(4):10-12.

[44] 唐国宝,林民强,李卫华.分级诊疗"厦门模式"的探索与评价[J].中国全科医学,2016,19(22):2624-2627.

[45] 曾巧宁.厦门市分级诊疗改革的实践探索与思考[J].卫生经济研究,2016(7):7-9.

[46] 杨叔禹.引领厦门医改稳步前行[J].中国卫生,2016(1):50-51.

[47] 刘文生.分级诊疗厦门模式[J].中国医院院长,2015(18):54-63.

[48] 刘文生.厦门:强基固本,上下联动[J].中国医院院长,2015(18):64-68.

[49] 陈意萍.智能化平台的家庭医生团队"三师共管"慢性病管理模式的构建与效果[J].中医药管理杂志,2021,29(20):191-192.

[50] 姚冠华.福建厦门:三师共管"多快好省"[J].中国卫生,2021(6):22-23.

[51] 何暑.家庭医生团队"三师共管"社区老年慢性病健康管理模式的构建与应用[J].中医药管理杂志,2021,29(9):205-206.

[52] 吕韵,景日泽,王德猛,等.家庭医生签约服务的激励机制内涵分析——基于厦门市"三师共管"模式[J].中国全科医学,2021,24(16):1995-2002.

[53] 彭宇明,张铁军.基于"互联网+三师共管"的高血压慢病管理研究与应用[J].中国数字医学,2021,16(3):62-65,41.

[54] 陈宝欣,忽群,孙明伟,等.家庭医生团队"三师共管"社区老年慢性病健康管理模式构建与效果评价[J].中国医学创新,2020,17(15):164-168.

[55] Davies MJ,D'Alessio DA,Fradkin J,et al. Management of hyperglycemia in type 2 diabetes,2018. A consensus report by the American diabetes Association(ADA)and the European Association for the Study of diabetes(EASD)[J]. Diabetes Care,2018,41(12):2669-2701.

[56] American Diabetes Association Professional Practice Committee. 4. Comprehensive medical evaluation and assessment of comorbidities:standards of medical care in diabetes-2022[J]. Diabetes Care,2022,45(Suppl 1):S46-S59.

[57] 李可建,马丽虹.益气养阴方药治疗2型糖尿病随机对照试验的系统评价[J].中国中医基础医学杂志,2010,16(4):310-313.

[58] Riddle MC,Cefalu WT,Evans PH,et al. Consensus report:definition and interpretation of remission in type 2 diabetes[J]. Diabetes Care,2021,44(10):2438-2444.

[59] 邹大进,张征,纪立农.缓解2型糖尿病中国专家共识[J].中国糖尿病杂志,2021,29(9):641-652.

[60] Battelino T,Danne T,Bergenstal RM,et al. Clinical targets for continuous glucose monitoring data interpretation:recommendations from the international consensus on time in range[J]. Diabetes Care,2019,42(8):1593-1603.

[61] 吴彬才,杨柳,刘亚雄,等.间者并行,甚者独行——《伤寒论》表里先后论治及其临床运用探微[J].成都中医药大学学报,2016,39(3):95-100.

[62] 倪秀琴.皮持衡对"间者并行,甚者独行"的解读[J].江西中医药,2017,48(1):21-23.